Werner Köpp, Tabea A. Tillinger
Essstörungen

AF648288

Viele Begriffe, die wir aus der Psychoanalyse kennen, blicken auf eine lange Geschichte zurück und waren zum Teil schon vor Freuds Zeit ein Thema. Einige Begriffe haben längst den Weg aus der Fachwelt hinaus in die Umgangssprache gefunden. Alle diese Begriffe stellen heute nicht nur für die Psychoanalyse, sondern auch für andere Therapieschulen zentrale Bezugspunkte dar.

Die Reihe »Analyse der Psyche und Psychotherapie« greift grundlegende Konzepte und Begrifflichkeiten der Psychoanalyse auf und thematisiert deren jeweilige Bedeutung für und ihre Verwendung in der Therapie. Jeder Band vermittelt in knapper und kompetenter Form das Basiswissen zu einem zentralen Gegenstand, indem seine historische Entwicklung nachgezeichnet und er auf dem neuesten Stand der wissenschaftlichen Diskussion erläutert wird.

Alle Autorinnen und Autoren sind ausgewiesene Fachleute auf ihrem Gebiet und können aus ihren langjährigen Erfahrungen in Klinik, Forschung und Lehre schöpfen. Die Reihe richtet sich in erster Linie an Psychotherapeutinnen und -therapeuten aller Schulen, aber auch an Studierende in Universität und Therapieausbildung.

Unter anderem sind bereits erschienen:
Band 6 Benigna Gerisch: Suizidalität. 2012.
Band 7 Jens L. Tiedemann: Scham. 2013.
Band 8 Ilka Quindeau: Sexualität. 2014.
Band 9 Angelika Ebrecht-Laermann: Angst. 2014.
Band 10 Hans-Dieter König: Affekte. 2014.
Band 11 Bernhard Strauß: Bindung. 2014.
Band 12 Ludwig Janus: Geburt. 2015.
Band 13 Jürgen Grieser: Triangulierung. 2015.
Band 14 Bernd Nissen: Hypochondrie. 2015.
Band 15 Roland Voigtel: Sucht. 2015.
Band 16 Joachim Küchenhoff: Depression. 2017.
Band 17 Diana Pflichthofer: Trennungen. 2017.
Band 18 Gianluca Crepaldi: Containing. 2018.
Band 19 Thomas Auchter: Trauer. 2019.
Band 20 Mathias Hirsch: Schuldgefühl. 2020.
Band 21 Wolfgang Wöller: Dissoziation. 2020.
Band 22 Timo Storck, Felix Brauner: Körpergefühl. 2021.
Band 23 Petra Holler: Borderline. 2023.

Band 24 **Analyse der Psyche und Psychotherapie**

Werner Köpp, Tabea A. Tillinger

Essstörungen

Psychosozial-Verlag

Bibliografische Information der Deutschen Nationalbibliothek
Die Deutsche Nationalbibliothek verzeichnet diese Publikation
in der Deutschen Nationalbibliografie; detaillierte bibliografische Daten
sind im Internet über http://dnb.d-nb.de abrufbar.

Originalausgabe
© 2023 Psychosozial-Verlag GmbH & Co. KG, Gießen
E-Mail: info@psychosozial-verlag.de
www.psychosozial-verlag.de
Alle Rechte vorbehalten. Kein Teil des Werkes darf in irgendeiner Form (durch Fotografie, Mikrofilm oder andere Verfahren) ohne schriftliche Genehmigung des Verlages reproduziert oder unter Verwendung elektronischer Systeme verarbeitet, vervielfältigt oder verbreitet werden.
Umschlaggestaltung & Innenlayout nach Entwürfen
von Hanspeter Ludwig, Wetzlar
Satz: metiTec-Software, www.me-ti.de
ISBN 978-3-8379-3253-9 (Print)
ISBN 978-3-8379-6108-9 (PDF-E-Book)

Inhalt

Vorwort

Das Wissen über die Essstörungen war in der ersten Hälfte des 20. Jahrhunderts vor allem von psychoanalytischen bzw. psychodynamischen Betrachtungen geprägt. Mit der zunehmenden Häufigkeit von Essstörungen während der Pubertät und im Erwachsenenalter wurde in den folgenden Jahrzehnten dann deutlich, dass traditionelle triebpsychologische Erklärungsmodelle für die Behandlung der Patientinnen[1] allein nicht ausreichen. In der weiteren Entwicklung kam es zu einer Diversifizierung von Verständnisansätzen und Behandlungsmodellen. Modernes Ergebnis dieser Entwicklung ist die sogenannte *multimodale Behandlungsstrategie*, die in diesem Buch auch erläutert wird.

Diese Entwicklung hat einerseits zu einer günstigeren Prognose für die Patientinnen geführt, sodass zum Beispiel die enorm hohe Mortalität bei anorektischen Erkrankungen durch differenzierte Behandlungsstrategien gesenkt werden konnte; andererseits gab es einen Trend hin zur Medikalisierung, innerhalb dessen vor allem die Symptombeseitigung ein zwar oft hilfreiches, aber aus unserer Sicht nicht hinreichendes Behandlungsziel wurde.

Sich damit zufrieden zu geben, dass mit dem Verschwinden von Kriterien der Klassifizierungsmanuale ICD und DSM das Krankheitsbild nicht mehr vorliegt, ist aus der Perspektive einer gewünschten *Selbstverwirklichung des Subjekts* nicht ausreichend. Der Anspruch psychoanalytischer bzw. davon abgeleiteter psychodynamischer Strategien geht weiter: Angestrebt wird eine authentische Affektregulation im Dienst des Ichs und des

1 In unserem Text geht es in erster Linie um essgestörte Patientinnen, daher wird die weibliche Form verwendet. Wenn in vertiefenden Erläuterungen allgemein von Patienten oder Therapeuten die Rede ist, wird auf das generische Maskulinum für beide Geschlechter zurückgegriffen.

Selbst. Sie wird nicht durch eine Unterwerfung unter die Ziele des Therapeuten oder der Therapeutin erreicht, sondern durch die Reinszenierung und Benutzung alter, gewohnter Konfliktmodi innerhalb der Therapie vergegenwärtigt, damit erlebbar und potenziell modifizierbar.

Eine solche therapeutische Arbeit hat aber zur Voraussetzung, dass zuvor ein therapiefähiger, körperlicher Zustand erreicht wurde, der einen solchen inneren Prozess überhaupt zulässt. Das bedeutet auch, dass vor allem in der Anfangsphase der Behandlung die Kooperation mit anderen medizinischen Disziplinen, die einen körperlichen Gesundheitszustand mithelfen sicherzustellen, unabdingbar ist.

Einige weitere Hinweise möchten wir diesem Buch zusätzlich vorausschicken:

Auf das Auftreten von Essstörungen bei Männern (vor allem der Bulimie) wird in diesem Buch nicht eingegangen. Das hat damit zu tun, dass aus unserer Sicht die klassischen Essstörungen – Anorexie und Bulimie – vor allem weiterhin eine Frauenkrankheit sind, auch wenn sie bei Männern vorkommen.

Zwar hat die Landesfachstelle Essstörungen NRW (2019) in verdienstvoller Weise jene Dokumentation vorgelegt, in der sie auf die Vernachlässigung der Erforschung von Essstörungen bei Männern hinweist.[2] Schon im Vorwort wird allerdings klargestellt, dass auf den *ständigen Vergleich* zwischen Männern und Frauen in dieser Dokumentation verzichtet wird. Das Problem in dieser Publikation ist, dass die Abgrenzung zu anderen seelischen Störungen, die mit Ess- und Appetitstörungen einhergehen können, unscharf bleibt. Fasst man die empirische Literatur zusammen, in der männliche und weibliche Essgestörte verglichen werden, so wird meistens die Kernsymptomatik und auch eine eventuell vorliegende Komorbidität für Männer und Frauen als gleich beschrieben. Allerdings werden auch immer wieder Besonderheiten bei Männern herausgestellt, die die Behauptung der Symptomgleichheit zwischen den Geschlechtern relativieren (Köpp et al.,

2 Essstörungen bei Jungen und Männern (2019). Landesfachstelle Essstörungen NRW. https://www.landesfachstelle-essstoerungen-nrw.de/fileadmin/contents/Broschueren/Essstoerungen_bei_Jungen_und_Maennern.pdf (11.09.2022).

2004; Köpp & Kallenbach, 1999). Einschränkend muss man einräumen, dass zu kleine Fallzahlen, Selektionseffekte und fehlende Befundreplikationen zurzeit noch kaum eine Verallgemeinerung der beschriebenen Ergebnisse zulassen.

In einer einzigartigen autobiografischen Fallbeschreibung schilderte der Psychotherapeut Ralph F. Wilps (1990) die Entwicklung seiner bulimischen Essstörung während der Pubertät, die vor allem mit seinem defizitären männlichen Selbstwerterleben zu tun hatte. Nach seiner Heirat – während der Schwangerschaft seiner Frau – trat dann eine restriktive Anorexie auf. Die Selbstbeschreibung des fachkundigen Autors in seiner autobiografischen Falldarstellung zeigt sehr deutlich Gemeinsamkeiten, aber auch Unterschiede zu den meisten weiblichen Betroffenen.

Vor allem von feministischer Seite wurde in der Vergangenheit häufig zu Recht darauf hingewiesen, dass für seelische Fehlentwicklungen von Kindern einseitig und frauenfeindlich die Mütter verantwortlich gemacht würden. Auch in diesem Buch wird auf Familienverhältnisse und den Einfluss von Müttern und Vätern eingegangen. Es geht hier aber mehr darum, die Verinnerlichung eines Umweltmilieus deutlich zu machen, indem nicht unbedingt nur die realen Mütter, sondern mehr ein seelisch verinnerlichtes und repräsentiertes Umweltmilieu gemeint ist, fern von Schuldzuweisungen an reale Erziehungspersonen, die womöglich selbst unverschuldet eigene Beschädigungen erleben mussten. Das Gleiche gilt natürlich auch für Väter oder andere prägende Personen im Leben essgestörter Frauen.

Interessierte Leserinnen und Leser werden in diesem Buch auch die differenzierte Beschreibung von Essstörungen bei Klein- und Schulkindern unter dem zehnten Lebensjahr vermissen. Obwohl die Vermeidung von Nahrungsaufnahme schon im Kleinstkindesalter und im frühen Schulkindalter vorkommt und manchmal auch Vorläufer von Essstörungen im späteren Lebensalter sein kann, unterscheiden sich diese Störungen der Nahrungsaufnahme sowohl hinsichtlich der Phänomenologie als auch der Psychodynamik meistens deutlich von Essstörungen im späteren Lebensalter. Verweigerung der Nahrungsaufnahme, Rumination und Pica sind beispielsweise Störungen, die eine spezifische kinderpsychiatrische und oft auch neurologische Abklärung erfordern und manchmal auch in Nachbarschaft zu Autismus-Spektrum-Störungen auftreten. Diese Krankheitsbilder sind im DSM-5 bereits definiert und werden auch in dem demnächst gültigen Manual der WHO (ICD-11) enthalten sein.

In diesem Buch ist im Abschnitt über psychoanalytische Konzepte der wichtige Beitrag von Anna Freud zum Verständnis von Essstörungen bei Kindern wiedergegeben, der allgemeine psychodynamische Aspekte auch für spätere Lebensabschnitte im Zusammenhang mit der Nahrungsaufnahme erläutert. Ansonsten begnügen wir uns an dieser Stelle damit, auf kompetente Autorinnen und Autoren zu verweisen: Aus kinderpsychiatrischer Sicht lohnt sich das Handbuch von Beate Herpertz-Dahlmann und Kollegen (2022); aus kinderpsychiatrischer und psychodynamischer Perspektive wurde 2015 von Kai von Klitzing und Kollegen eine Übersichtsarbeit mit umfangreichen Literaturhinweisen im *Deutschen Ärzteblatt* publiziert.

Berlin im Juni 2023,
Werner Köpp und Tabea A. Tillinger

Essen zwischen Sucht und Hunger – ein psychodynamisches Verständnis der Nahrungsaufnahme

In der biologisch orientierten Medizin ist man gewohnt, Essen unter dem Aspekt der Nahrungsaufnahme bzw. der Nahrungsverwertung zu betrachten. Damit ist der Vorgang des Essens aber nicht hinreichend charakterisiert. Diese Fokusverengung ignoriert den Umstand, dass Essen auch vor dem jeweils kulturellen Hintergrund Bedeutung hat. Wir sprechen von einer »Esskultur«. Viele Festlichkeiten und auch religiöse Rituale finden im Zusammenhang mit einem Festessen statt. Verschiedene Lebensereignisse wie Taufen, Hochzeiten, Geburtstage und Beerdigungen, aber auch zum Beispiel politische Empfänge werden oft von großzügigen Festgelagen begleitet.

In der christlichen Religion symbolisiert das Abendmahl eine Einverleibung, das Innewerden der Gottheit. In der Vorstellung der Gläubigen findet eine Verschmelzung mit der oral einverleibten Gottheit statt, die so Teil des eigenen Selbst wird. Im Grunde handelt es sich dabei um einen religiös symbolisierten Kannibalismus: Er impliziert die mehr oder weniger unbewusste Fantasie, dass ein Teil der göttlichen Macht und Vollkommenheit auf einen selbst übergegangen ist. Diese Vorstellung ist auch ein Versuch, eigene Gefühle von Angst, Hilflosigkeit und Minderwertigkeit zu kompensieren, also eine Größenfantasie. In dieser Perspektive gibt es auch eine enge Koppelung des Esstriebs an das Macht- und Geltungsstreben nach dem Motto »Was man isst, ist man« (siehe auch Clauser & Spranger, 1957). In der Erforschung der Menschheitsgeschichte gibt es zwar keine Hinweise, dass Kannibalismus (Anthropophagie) je eine Regelversorgung der Nahrungszufuhr darstellte (Probst, 1991, S. 36, 42), aber der (reale) rituelle Kannibalismus früherer Völker war immer auch mit Vorstellungen einer Selbstwerterhöhung verbunden. Im Glauben solcher Völker gingen die Menschen von einer Transplantation physischer und psychischer Kräfte aus, wenn man beispielsweise das Herz seines Gegners verspeiste.

In der bekannten Schrift Sigmund Freuds, *Totem und Tabu* (1912–13a, S. 171f.), wird sogar das weltweit verbreitete Inzesttabu mit einem kannibalistischen Akt begründet: Demgemäß wurde die Urhorde der Menschheit von einem Patriarchen geführt, der ein sexuelles Monopol über die Frauen der Horde gehabt habe. In diesem – mehr mythologischen – Bild lehnen sich die Söhne gegen das beneidete und gefürchtete Vorbild auf und erschlagen den Urvater. Sie verzehren seinen Körper, eignen sich damit ein Stück seiner Stärke an und sind so betrachtet mit ihm identifiziert. Nach Freud hat aber das Inzesttabu den Vater überlebt, und teils aus Reue, teils aus weiterbestehendem Gehorsam verzichteten die Männer auf die Frauen der Horde.

Welch immense Rolle die Oralität in kollektiven Fantasien spielt, wird nicht zuletzt durch die große Anzahl von Märchen belegt, in denen das Essen als zentrales Thema behandelt wird. In dem Märchen *Der süße Brei* wird ausschließlich die orale Antriebsqualität thematisiert. Es ist im Übrigen ein sehr kurzes Märchen. Eine Patientin berichtete einmal, dass sie fast »unersättlich« im Märchenhören sei. Wenn die Eltern keine Lust mehr hatten, vor dem Schlafengehen der Patientin ein längeres – von der Patientin gewünschtes – Märchen vorzulesen, so hatten sie ihr immer dieses kurze Märchen vorgelesen und die Patientin damit »abgefüttert« – zur Enttäuschung der Patientin, die »ungesättigt« zurückblieb.

In dem Märchen *Der Wolf und die sieben Geißlein* geht es zunächst nur um die Angst, gefressen zu werden. Betrachtet man die Märchenfigur des Wolfs in diesem Märchen jedoch auch als Anteil des fantasierenden Selbst, so geht es auch um die eigenen Impulse, den anderen zu fressen.

In dem Märchen *Tischlein deck dich, Goldesel und Knüppel aus dem Sack* wird zunächst die sowohl gierige als auch verweigerte Oralität der »bösen Ziege« thematisiert. Sie wird bei psychodynamischen Betrachtungen des Märchens unserer Ansicht nach viel zu wenig gewürdigt, obwohl sie doch der Auslöser für die Individuation der Söhne und diejenige ist, die den Männern in der Familie Milch spendet. Wir möchten dies das »Ziegensyndrom« nennen, denn die an Anorexie leidenden jungen Frauen wollen einerseits ganz viel und können sich andererseits nicht genügend nehmen. Im Alltag mancher Familien anorektischer junger Frauen führt das dazu, dass Nahrungsmittel von den Betroffenen heimlich gehortet werden, ohne verzehrt zu werden.

Um gekonnte Oralität *(Tischlein deck dich)*, Analität *(Goldesel)* und Aggression bzw. phallisches Auftreten *(Knüppel aus dem Sack)* zu erlernen, werden die Söhne aus dem Haus gejagt und müssen außerhalb der Familie ihre Individuation erlangen. Aggression und phallisches Auftreten sind für die drei Brüder notwendig, um die vorangegangenen Errungenschaften der oralen und analen Phase zu verteidigen. In dem Märchen wird am Ende die böse Ziege aus dem Haus gejagt. Es handelt sich dabei um ein *weibliches* Tier, das sehr widersprüchlich in seiner Antwort auf die Frage ist, ob es genug zu essen bekommen habe. Vielleicht ist es auch so, dass die Männer der Familie die »dumme« Ziege nicht verstehen. Jedenfalls kann man – bei all der notwendigen Vorsicht hinsichtlich möglicher Überinterpretationen – sagen, dass hier implizit ein Stück der Widersprüchlichkeit essgestörter junger Frauen angesprochen wird.

Die Bedeutung solcher Märchen für Kinder wurde von Bruno Bettelheim (1975, dt. 1980) herausgearbeitet. Offenbar schlägt sich in den Märchen mit oraler Thematik die Verarbeitung einer Existenzangst nieder, die den Hunger bzw. den Hungertod zum Inhalt hat. Und schließlich muss man nicht die Welt der Märchen bemühen, um zu sehen, dass eine paradoxe weltweite Güterverteilung zur existenziellen Bedrohung ganzer Völker wird und schon aus diesem Grunde ein permanentes Thema individuellen und kollektiven Erlebens bleiben muss. Dieser Aspekt spielt bei restriktiven Anorektikerinnen häufig eine Rolle für die intellektualisierende Abwehr eigener Bedürfnisse, indem eine Art Identifizierung mit den Hungernden der Welt zum Ausdruck gebracht und gelebt wird.

Die Nahrungsaufnahme ist zwingend ein kommunikativer Akt zwischen dem Individuum und der Umwelt – das Saugen an der Mutterbrust ebenso wie das Essen der Erwachsenen. Der kommunikative Akt bezieht sich zunächst auf das Objekt Nahrung. Es mutet merkwürdig an, wenn man sich klarmacht, dass die Nahrungsaufnahme eigentlich auch ein zerstörerischer Vorgang ist. Die psychoanalytische Schule von Melanie Klein (1962, dt. 1983) misst dem oralen Sadismus eine große entwicklungspsychologische Bedeutung bei, weil sich bei diesem frühen Kommunikationsvorgang »Nahrungsaufnahme« erstmals das subjektive Erleben von *gut* (bei Bedürfnisbefriedigung) und *böse* (bei Bedürfnisfrustration) konstelliert. Dabei hat es den Anschein, dass im frühen, undifferenzierten Erleben des Kindes noch kein Unterschied besteht zwischen der Brust (als Gleichsetzung mit der Mutter) und dem Brustinhalt. Der aggressiv-orale Impuls (als Verschlingenwollen) bezieht sich also auf die Mutter schlechthin. In der Diktion Melanie Kleins resultiert daraus beim Kind aber auch Angst, weil es eigene aggressive Impulse auf die Mutter (Brust) projiziert und sich nun davon verfolgt fühlt. In der Umgangssprache gibt es einige Redewendungen, die heftige Emotionen in oralen Begriffsbildern darstellen: Hass, der *zerfleischt*, Kummer, der *nagt*, Gewissens*bisse* usw. Nicht alle Psychoanalytiker und Psychoanalytikerinnen sind dieser metapsychologischen Theorie von Melanie Klein gefolgt.

Aber auch Thomas Kleinspehn beschreibt denselben Sachverhalt etwas allgemeinverständlicher: »Essen weist seit dem Mittelalter stets Aspekte auf, die über die Sättigung und Mängelbeseitigung hinausgehen. Als körperliche Tätigkeit verstanden, bedeutet Nahrungsaufnahme auch Auseinandersetzung mit der Natur und lebendiger Austausch mit der Welt. Doch die Seite der Lebendigkeit und der Mimesis enthält zugleich immer auch den Aspekt der Aneignung und Zerstörung natürlicher Ressourcen außerhalb des Menschen. Derart zwischen Leben und Tod (Zerstörung) eingebunden, verbindet sich mit dem Essen nicht nur die Angst vor dem Mangel, dem Hungertod, sondern auch die Angst vor dem Fressen und die introjizierte Angst vor dem ›Gefressen-Werden‹« (Kleinspehn, 1987, S. 371).

In der griechischen Mythologie ist es Kronos, der seine Kinder nach deren Geburt verschlingt, um seine eigene Vorherrschaft nicht zu gefährden. In der jüdischen Mythologie (Hurwitz, 1983) greift Lilith schwangere Frauen an bzw. tötet neugeborene Kinder, um deren Blut zu trinken und deren Knochenmark auszusaugen.

Es gibt aber auch moderne Mythen, in denen es um die Ausbeutung bzw. Aneignung der *Mutter Erde* geht (Bovensiepen, 1988). Das göttliche Wort aus der Bibel »Machet Euch die Erde untertan« ist vor allem im 20. Jahrhundert immer wieder so verstanden worden, dass es gelte, die Ressourcen dieser Erde maximal auszubeuten und der Steigerung des eigenen Wohlbefindens zur Verfügung zu stellen. Fritjof Capra fand es interessant, dass dafür teilweise dieselben Formulierungen verwendet wurden, die in den Hexenprozessen gegen die Frauen verwendet wurden (Capra, 1982, S. 54).

Der Mythos von der Erde als großer Mutter und Nährerin ist in vielen Kulturen verbreitet. Er hat besonders im 20. Jahrhundert eine Renaissance erfahren. In der linken und alternativen Bewegung waren es die Auffassungen mancher Indianerstämme, die gerne zitiert wurden.

In der zweiten Strophe des Solidaritätsliedes von Bertold Brecht und Hanns Eissler wird die Arbeiterklasse dazu aufgefordert, die Welt so zu gestalten, dass sie wieder Mutter und Nährerin für alle sein könne. Die Widersprüchlichkeit, die Mutter (Erde) einerseits auszusaugen und auszubeuten und andererseits zu erhalten, damit sie weiter nützlich sein kann, dürfte in mancher Hinsicht auch die Widersprüchlichkeit im Seelenleben der Menschen hinsichtlich der eigenen Oralität bestimmen.

Im Übrigen ist tiefenpsychologisch der Essensvorgang bzw. die Oralität auch ein Modell für das *Besitzstreben* schlechthin. Harald Schultz-Hencke (1978 [1940], S. 18ff., 1973 [1951], S. 25ff.) hat diesen Aspekt der Oralität verallgemeinernd besonders betont als *Haben-Wollen* bzw. als *kaptative Tendenz*.

Essen und Oralität spielen in praktisch allen tiefenpsychologischen Schulen eine große Rolle als Ausdruck von frühem, prägenitalem Triebgeschehen. Auch der Volksmund hat in zahlreichen Redewendungen ein sehr subtiles Gefühl für die Parallelität oraler Phänomene mit Erlebnisweisen anderer Antriebsbereiche bewahrt. Die Formulierung »Geschmack haben« verweist auf ästhetische Aspekte persönlicher Lebensgestaltung. Genauer betrachtet fällt bei vielen oral getönten Redewendungen vor allem die Nähe zur Aggressivität und zum Liebesstreben auf. Hier nur einige Beispiele: jemandem die Haare vom Kopf *fressen*, jemanden *zum Fressen* gerne haben, Liebe geht *durch den Magen*, *Liebeshunger*, *sauer* sein, jemanden *süß* finden.

Zwischen leidenschaftlichem Küssen und Beißen ist oft ein fließender Übergang. Das verweist auf ein dialektisches Zusammenwirken von *Haben-Wollen* und Aggressivität, von *Libido* und

Destrudo. Es weist neben den zahlreichen sprachlichen Wendungen auf eine in hohem Maße konfliktträchtige Struktur des Triebgeschehens hin. Die Oralität stellt sich als antinomisches Problem dar, sofern das geliebte Objekt erhalten und gleichzeitig – der Verschmelzung mit dem Selbst dienend – einverleibt und damit aber auch zerstört werden muss. Welche monströsen Ausmaße demonstrierte Oralität annehmen kann, sieht man in der Zurschaustellung von Feuerschluckern, Feuerspuckern, Glasfressern Schwertschluckern.

Historisches

Wichtige historische Betrachtungen zur Geschichte von Fasten- und Essgewohnheiten wurden vor allem zwischen 1980 und 2000 publiziert und unter dem Aspekt der modernen Essstörungen zusammengefasst (Habermas, 1990, 1994, 2008; Schulte & Böhme-Bloem, 1990; Vandereycken et al., 1992; Ziolko & Schrader, 1985; Ziolko, 1995).

Essensverweigerung: Frühe Beobachtungen der Anorexia nervosa

Lange vor dem 19. Jahrhundert gab es – sogar schon im Mittelalter – Beschreibungen anorektiformen Verhaltens (Schadewaldt, 1965; Habermas, 1990; Vandereycken et al., 1992). Bis in die heutige Zeit ist Fasten teilweise religiös motiviert, teilweise wird es im Rahmen praktizierter Naturheilkunde durchgeführt. Solches Fasten wird in der Regel nicht als krankheitswertig angesehen. Walter Vandereycken und Kollegen (1992) wiesen darauf hin, dass eine retrospektive Psychiatrisierung mittelalterlicher Fastengewohnheiten dubios und wissenschaftlich unseriös sei. Als nosologische Kategorie in der medizinischen Literatur wurde die Anorexie erstmals von dem Internisten William Gull (1868) und dem Neurologen Charles Lasègue (1873) beschrieben. Beide Autoren gingen von einer zentralnervösen bzw. psychischen Verursachung des Krankheitsbildes aus.

Daher wurde die Anorexia nervosa am Ende des 19. Jahrhunderts als psychiatrisches Krankheitsbild verstanden. Das änderte sich, als Morris Simmonds (1914) seine Arbeit »Über Hypophysisschwund mit tödlichem Ausgang« veröffentlichte. Danach betrachtete man die Anorexia nervosa medizinisch als Folge des

Gewebeuntergangs der Hirnanhangsdrüse (Hypophyse). Von nun an wurde die Anorexia nervosa bis in die 1930er Jahre des 20. Jahrhunderts als schwere hormonelle Störung (Endokrinopathie) der Inneren Medizin zugeordnet. Es dauerte Jahrzehnte, bis diese Fehleinschätzung (von Bergmann, 1934) korrigiert wurde. 1937 konnte Harold L. Sheehan dann zeigen, dass die Hormonstörung durch Gewebeuntergang im Vorderlappen der Hirnanhangsdrüse keine Bedingung der anorektischen Kachexie ist. Vielmehr handelt es sich um einen Spezialfall, der im Gefolge eines blutungsbedingten Gewebeuntergangs (hämorrhagische Nekrose) meist bei Gebärenden während der Geburt auftritt.

Das psychoanalytische Verständnis der Anorexia nervosa blieb dann bis in die 1960er Jahre hinein vor allem triebpsychologisch maßgeblich und bestimmte auch die psychiatrische Herangehensweise.

Sigmund Freud hatte bereits als erste Fallgeschichte in seinen *Studien über Hysterie* (1892–1899, S. 3–17) anorektisches Verhalten als hysterisches Phänomen beschrieben. Karl Abraham (1916) stellte dann in seiner grundlegenden Arbeit »Untersuchungen über die früheste prägenitale Entwicklungsstufe der Libido« einen Zusammenhang zwischen oraler Fixierung und Melancholie her. In dieser Perspektive erschien die Nahrungsverweigerung vor allem als Verdrängung bzw. als ein Aspekt der Regression. Heute spielt diese klassische psychoanalytische Perspektive in der Behandlung der Anorexia nervosa nur noch eine untergeordnete Rolle.

Stattdessen wurden psychodynamische Überlegungen maßgeblich, die sich vor allem auf selbst- und objektbeziehungspsychologische Konstrukte bezogen und damit teilweise in Gegensatz zu den alten triebpsychologischen Konzepten gerieten, diese aber erweiterten oder zumindest ergänzten. Diese Konzepte wurden auch im Rahmen nicht psychoanalytischer Therapieansätze angewandt (Köpp, 1996) und prägen unter dem Stichwort »multimodale Therapie« vor allem stationäre Behandlungsansätze der Anorexia nervosa.

Aktuell erfolgt die Diagnose von Essstörungen gemäß der Klassifikation der Weltgesundheitsorganisation (WHO) in der ICD-10. Die neueste Version der US-amerikanischen psychiatrischen Gesellschaft mit seinem DSM-5 hat einige Neuerungen eingeführt und sich im Übrigen bemüht, zu einer weitgehenden Übereinstimmung mit der ICD zu kommen. Erwähnenswert ist, dass sowohl im DSM als auch in der zukünftigen ICD-11-Version der WHO für die Anorexie das Kriterium der Amenorrhoe wegfallen wird. Zu häufig wurde in der Vergangenheit die durch Absetzen kontrazeptiver Hormonpräparate induzierte Abbruchblutung mit einer natürlichen Menstruation verwechselt. Außerdem kann eine Magersucht selbstverständlich auch dann vorliegen, wenn Frauen nach medizinischen Interventionen oder in der Postmenopause gar nicht mehr menstruationsfähig sind. Überdies kann nach Geschlechtsumwandlungen oder bei biologisch männlichen Personen mit diesem diagnostischen Kriterium gar nicht gerechnet werden. Allerdings bleibt es empfehlenswert, bei Frauen, bei denen die Menstruation erwartet werden könnte, die Amenorrhoe als mögliche Folge der Magersucht in Betracht zu ziehen.

Ganz allgemein gilt heute, dass bei der Magersucht ein Untergewicht absichtlich selbst herbeigeführt wurde und nicht durch eine andere, den Körperabbau beschleunigende Erkrankung (etwa Tuberkulose oder Karzinomerkrankung) entstanden ist. Der Krankheitsbeginn liegt im Durchschnitt zwischen dem zwölften und dem 16. Lebensjahr. Je stärker das Untergewicht ausgeprägt ist, desto heftiger sind die körperlichen Funktionsstörungen dieser seelischen Erkrankung. Das Untergewicht wird häufig durch eingeschränkte Nahrungsauswahl, exzessive sportliche Aktivität und manchmal auch zusätzlich durch selbst induziertes Erbrechen herbeigeführt. Die Einnahme von Abführ- oder Entwässerungsmitteln, gelegentlich auch von Schilddrüsenhormonen, sind weitere aktive Maßnahmen zur selbst herbeigeführten Gewichtsreduktion. Entsprechend wird eine asketische Form der Anorexie mit ausschließlichem Fasten (F 50.00) von einer aktiven Form der Anorexie (F 50.01) unterschieden. Die ICD-Ziffer F 50.1 bleibt der sogenannten atypischen Anorexia nervosa vorbehalten, die eigentlich dann verwendet werden soll, wenn nicht alle definitorischen Kernsymptome vorliegen. Das trifft dann meistens bei leichteren Formen der Magersucht oder bei situativ reaktiven – also subsyndromalen – Erscheinungsbildern zu. Für die Verlaufsforschung ist diese ICD-Ziffer manchmal wichtig, weil sie zwar keine Heilung, aber eine Verbesserung anzeigt. Gerade aus psychodynamischer Sicht ist aber vor allem darauf zu achten, inwieweit eine relevante Komorbidität – meist zwanghafte Verhaltensweisen oder eine entsprechende Persönlichkeitsstörung – vorliegt.

Diagnostisch heißt das für die Anorexia nervosa (nach ICD-10: F 50.00 oder F 50.01):

- Untergewicht von mehr als 15 Prozent des Erwartungsgewichts oder (bei Erwachsenen) ein Bodymaß-Index (BMI) von 17,5 kg/m^2 oder darunter (für die Berechnung des zu erwartenden Gewichts bei Kindern und Jugendlichen können kinderärztliche Tabellen oder BMI-Rechner im Internet benutzt werden),
- das Untergewicht wurde selbst herbeigeführt,
- Körperbildstörung oder Körperschemastörung mit überwertiger Vorstellung, bei schon vorliegendem Untergewicht zu dick zu sein,
- Zeichen einer endokrinen Entstörung der Hypothalamus-Hypophysen-Gonaden-Achse: Amenorrhoe bei Frauen, Libidoverlust. Bei Erkrankungsbeginn vor der Pubertät Wachstums- und Reifungsverzögerung.

Die zunächst unbemerkte Bulimia nervosa

Lange Zeit befasste sich die Essstörungsforschung praktisch ausschließlich mit der Anorexia nervosa. Michael Schulte und Christel Böhme-Bloem wiesen aber darauf hin, dass es bereits in der ersten Hälfte des 20. Jahrhunderts immer wieder Fallberichte über das Krankheitsbild der Bulimie (auch unter dem Begriff »Bulimie mit Erbrechen«) gegeben habe, dass aber dieses Wissen während des Zweiten Weltkriegs unterging und »dreißig Jahre später als ein weitgehend unbekanntes Krankheitsbild wieder auftauchte« (Schulte & Böhme-Bloem, 1990, S. 25). Auch Albert J. Stunkard (1997) machte auf diesen Umstand aufmerksam und erwähnt eine psychoanalytische Arbeit von Mosche Wulff (1932), in der vier Kasuistiken von Frauen dargestellt werden, deren Krankheitsbild Stunkard als Vorläufer der modernen Bulimia nervosa ansieht. Dass diese Arbeit so wenig von den Psychiatern beachtet wurde, führte Stunkard darauf zurück, dass diese sich mehr an vermuteten psychischen Kräften als an objektiven Kriterien orientiert hätten.

Während in der ersten Hälfte dieses Jahrhunderts die Bulimie als Phänomen der Hysterie bzw. der Melancholie oder in den Bereich der narkotischen Süchte eingeordnet wurde, kristallisierte sich seit den 1960er Jahren immer mehr die Idee eines eigenständigen Krankheitsbildes heraus (Ziolko,1995; Russel, 1979).

Wolfgang Senf recherchierte sehr gründlich die Geschichte des Bulimie-Begriffs und der zugehörigen Konzepte. Wie andere Forscher kam auch er – fast resignierend – zu folgendem Schluss: »Zunächst ist offensichtlich geworden, dass sich die Bulimie nicht eindeutig erklären, verstehen, einordnen läßt [...]. Dennoch lassen sich aus psycho-analytischer Perspektive folgende prinzipielle Gesichtspunkte zur Bulimie festhalten. Demnach handelt es sich mehr um eine sogenannte frühe ich-strukturelle Störung denn um eine ›klassische‹ Psychoneurose « (Senf, 1989, S. 102). Aus seiner Sicht sind bei der Bulimie basale Ich-Funktionen eingeschränkt, die mit Störungen der frühen Objektbeziehungen im Rahmen der Separation und Individuation (Mahler, 1972) einhergehen.

Bis in die 1970er Jahre wurde die Bulimie als Sonderform der Anorexie verstanden. Der Umstand, dass anorektisches Verhalten nicht nur restriktiv sein musste, sondern auch mit Essattacken und selbstinduziertem Erbrechen einhergehen konnte, war klar erkannt worden. Immer häufiger wurden dann jedoch Patientinnen gesehen, deren Körpergewicht normal und somit die Diagnose einer Anorexie eigentlich nicht mehr möglich war, obwohl ein eindeutig pathologisches Essverhalten vorlag. In seiner richtungsweisenden Arbeit »Bulimia nervosa: An ominous variant of anorexia nervosa« beschrieb Gerald Russel dann jene Kriterien, die zunächst die Diskussionsgrundlage für die Aufnahme der Diagnose »Bulimia nervosa« in die diagnostischen Manuale wurde: »Genauso wie die echten Anorektikerinnen wollen diese Patientinnen ihr Körpergewicht unter eine Schwelle bringen, die sie sich selbst auferlegt haben [...]. Im Gegensatz zu den echten Anorektikerinnen haben diese Patientinnen aber ein höheres Körpergewicht, sind sexuell aktiver und weisen oft bei regelmäßiger Menstruation eine erhaltene Fertilität auf« (Russel, 1979, S. 429; Übersetzung W. K.).

Es ist bekannt, dass ein Teil der Bulimikerinnen – 30 bis 50 Prozent – vor ihrer bulimischen Essstörung eine Anorexia nervosa hatte (Feiereis, 1989; Liedtke et al., 1990; Eckert et al., 1995), während der Übergang einer Bulimie in eine Anorexie die extreme Ausnahme zu sein scheint (Russel, 1979).

Anders als bei der Magersucht streben die betroffenen Patientinnen kein Untergewicht, sondern ein Idealgewicht an. Der Krankheitsbeginn liegt im Durchschnitt nach dem 16. Lebensjahr. Die Patientinnen haben ein Schönheitsideal verinnerlicht, das propagierten gesellschaftlichen Normen entspricht. Sie fürchten vor allem die Gewichtszunahme, die durch Heißhunger mit folgenden Essattacken gefördert werden könnte. Um einer drohenden Gewichtszunahme durch die unabweisbaren Essattacken entgegenzuwirken, praktizieren die Betroffenen häufig exzessiv Sport und legen Fastenkuren ein (oft mit einem sogenannten »Jo-Jo-Effekt«). Zu medizinischen Komplikationen führen häufig schädliche Medikamenteneinnahmen von Abführmitteln, Entwässerungsmitteln, Appetitzüglern und Schilddrüsenhormonen. Bei 75 Prozent der Betroffenen wird aber die drohende Gewichtszunahme hauptsächlich oder zusätzlich durch selbst herbeigeführtes Erbrechen verhindert.

Bei diesen Patientinnen ist nicht nur die seelische Komorbidität (vor allem Borderlinestörung in 30 bis 50 Prozent der Fälle), sondern auch eine mögliche – unabhängig von der Essstörung bestehende – körperliche Begleiterkrankung, insbesondere der insulinpflichtige Diabetes mellitus, zu beachten: Wird nach aufgetretenen kohlehydratreichen Essanfällen kein Insulin gespritzt, so steigt der Blutzucker massiv an und führt mittel- und langfristig zu schweren Nierenstörungen, die bei schwerem weiteren Verlauf auch dialysepflichtig werden können.

Es ist wichtig, darauf hinzuweisen, dass die schädliche Einnahme von Alkohol und illegalen Drogen ebenso wenig ein typisches Kennzeichen der Bulimie ist, wie selbst herbeigeführte Schnittverletzungen. Solche Verhaltensweisen sind regelmäßig Ausdruck einer begleitenden Persönlichkeitsstörung, häufig vom Borderlinetyp (Köpp et al., 1993a).

Diagnostisch ist für Bulimia nervosa (nach ICD-10: F 50.2) festzuhalten:

- ➢ Heißhungeranfälle mit unkontrollierbaren Essattacken ($\geq$ 1x/Woche),
- ➢ Maßnahmen zur Abwendung von Gewichtszunahme (häufig Erbrechen),
- ➢ überwertige Sorge um Figur und Gewicht (Körperbildstörung), teilweise mit Zwangsgedanken.

Esssucht

Essgelage gab es für die gesellschaftlichen Führungseliten auch in vergangenen Jahrhunderten schon immer. Als krankheitswertig wurden aber vor allem lediglich die Folgen von maßlosem Essen angesehen. Eine hervorragende filmische Verarbeitung von maßlosem Essen und unkontrolliertem triebhaften Verhalten aus dem Jahre 1973 wird in dem ausgezeichneten französisch-italienischen Film *Das große Fressen* tragikomisch dargestellt. Im Grunde besteht in diesem Film die Tragik des unersättlichen kollektiven Lustgewinns darin, dass dieser zu einem kollektiven Selbstmord führt.

Allgemein wird unterschieden zwischen kontinuierlichem Mehressen und wiederkehrenden Essattacken. Mit der Esssucht (auch »Essanfallsstörung« oder »Binge-Eating-Störung«) ist nur das letztgenannte Essverhalten gemeint. Die langfristigen Folgestörungen beim kontinuierlichen Mehressen und bei häufiger wiederkehrenden Essattacken sind weitgehend identisch und entstehen vor allem auf dem Boden der aus der hohen Kalorienzufuhr resultierenden Adipositas, die je nach Ausmaß des Übergewichts zu organischen Krankheiten wie Diabetes, Bluthochdruck, Gelenkerkrankungen und Hormonstörungen führt.

Lange Zeit wurden wiederkehrende Essattacken als Sub- oder Sonderform der Bulimie angesehen. Erstmals 2015 konnte die Esssucht im diagnostischen Manual der US-amerikanischen psychiatrischen Gesellschaft (DSM-5) als eigenständiges Krankheitsbild codiert werden. Der Grund dafür war, dass es zwar übergewichtige Bulimikerinnen gab, bei dem speziellen Krankheitsbild der Esssucht jedoch jene bulimietypischen Maßnahmen – wie selbst induziertes Erbrechen – fehlen, die die Entwicklung von Übergewicht verhindern sollen. In der ICD-10 der Weltgesundheitsorganisation kann das Störungsbild noch nicht als eigenständige Erkrankung codiert werden. In der 11. Version der ICD wird diese Essstörung allerdings berücksichtigt.

Ähnlich wie bei der Bulimia nervosa finden bei der Esssucht Heißhungerzustände mit unabweisbaren, unkontrollierbaren Essattacken statt. Die Abgrenzung zur Bulimia nervosa kann manchmal schwerfallen. Hausärztlich sollten vor einer Psychotherapie

Zustände von Unterzuckerung sowie eine Überfunktion der Schilddrüse abgeklärt und ausgeschlossen werden. Selten können auch Hirnprozesse zu Essanfällen führen. Das wichtigste Kriterium für die Abgrenzung zur Bulimia nervosa ist das Ausbleiben von Maßnahmen, die einer drohenden Gewichtszunahme entgegenwirken sollen. Deswegen sind auch sehr viele dieser Patientinnen und Patienten von einer Adipositas betroffen. Störungen wie Bluthochdruck, hormonelle oder diabetische Stoffwechselstörungen sind in der Regel Folge der Adipositas und nicht der Esssucht. Wird das Übergewicht frühzeitig behandelt, sind diese häufig reversibel.

Wenn nicht kontinuierlich seit der Kindheit oder der Jugendzeit Essattacken stattgefunden haben, gibt es häufig auslösende Lebensereignisse, die eine Esssucht einleiten. Es handelt sich hierbei um depressive Verstimmungszustände, ängstigende Schwellensituationen oder belastende Lebensereignisse sowie Verlusterlebnisse. Häufige Komorbidität ist eine Depression. Das führt leider dazu, dass die im Prinzip sinnvolle Verordnung antidepressiver Medikamente zusätzlich zu einer Gewichtszunahme beitragen. Aus dem Bereich der Persönlichkeitsstörungen wird häufig die ängstliche (vermeidende) Persönlichkeitsstörung (F 60.6) berichtet.

Diagnostisch ist festzuhalten (ggf. F 50.4 bzw. F 50.9):

- Heißhungeranfälle mit unkontrollierbaren Essattacken ($\geq$ 1x/Woche),
- keine Maßnahmen zur Abwendung von Gewichtszunahme,
- oft Essen ohne Hungergefühl,
- oft schnelles Essen und häufig unangenehmes Völlegefühl nach dem Essanfall,
- Depressivität, Schuldgefühle oder Ekelgefühle gegen sich selbst nach dem Essanfall.

Häufigkeit der Essstörungen

Die Häufigkeitsfeststellung von Essstörungen basiert auf der Verwendung von vereinbarten diagnostischen Kriterien, die in möglichst repräsentativen Studien angewandt und dann vergleichbar werden sollen. Die Beantwortung der Frage nach der Vergleichbarkeit ist aber methodologisch schwierig: In den vielen, aus verschiedenen Jahrzehnten stammenden Studien, die zum Beispiel Manfred Fichter (2015) zusammengestellt hat, wurden unterschiedliche diagnostische Kriterien angewandt, die aus verschiedenen Manualversionen der ICD der WHO oder des DSM der US-amerikanischen psychiatrischen Gesellschaft stammen. Aktuell gelten im internationalen Diskurs für verschiedene medizinische Diagnosen noch die 10. Version des ICD sowie im psychiatrischen und psychotherapeutischen Bereich auch die 5. Version des DSM.

Zum einen geht es nach Fichter (2015, S. 47) um die Krankheitsdefinition, um die Erfassungsmethode (Interview oder Fragebogen), die Zusammensetzung der Stichprobe (etwa die Altersgruppe) und um die Zeitstrecke, auf die sich eine Erhebung bezieht. Hinzu kommt, dass es Risikogruppen gibt, bei denen das Körpergewicht tatsächlich eine Rolle spielt: bei Kampfsportarten mit Gewichtsklassen, Balletttänzerinnen, Skispringerinnen und Jockeys oder bei Frauen, die als Model arbeiten. Auch die Frage, ob Männer in die Untersuchung einbezogen werden, kann eine Rolle spielen. Zwar sind Essstörungen – außer Esssucht – bei Männern relativ selten, jedoch konnte zum Beispiel gezeigt werden, dass homosexuelle Männer oft ähnliche Schönheitsideale wie heterosexuelle Frauen haben und dann auch häufiger von Anorexia nervosa oder Bulimia nervosa betroffen sind als heterosexuelle Männer (Köpp & Kallenbach, 1999; Grabhorn et al., 2003).

Zieht man für die Häufigkeit der verschiedenen Essstörungen für das letzte Jahrzehnt ein vorsichtiges Fazit, so wie es Manfred Fichter (2015, S. 47) getan hat, so kommt man ungefähr zu folgendem Ergebnis: Für Frauen im Risikoalter von 15 bis 35 Jahren liegt die Punktprävalenz für die Anorexia nervosa demnach bei ca. 0,5 Prozent und für die Bulimia nervosa bei 1,0 Prozent. Die Einjahresprävalenz für die Esssucht liegt demnach für Frauen bei rund 1,6 Prozent und für Männer bei 0,8 Prozent. Da der Anteil von Männern unter anorektisch Erkrankten (unter 3 Prozent) und bulimisch Erkrankten (unter 8 Prozent) liegt, darf wohl nach wie vor bei diesen Essstörungen von »Frauenkrankheiten« gesprochen werden.

Auch wenn die Esssucht mittlerweile als eigenes Krankheitsbild akzeptiert wird, stehen nach unserer Ansicht wichtige Forschungsergebnisse noch aus: Die Unterscheidung zwischen kontinuierlichem Mehressen und stattfindenden Essattacken ist nicht immer so eindeutig, weil das Essverhalten bei vielen Betroffenen viel schwankender scheint, als es in den Checklisten der Manuale dargestellt ist.

Psychodynamische und psychoanalytische Konzepte

Die Veränderungen im psychodynamischen Verständnis psychogener Essstörungen folgte im Grunde den sogenannten vier Psychologien (Pine, 1988). Der wichtigste Entwicklungsschritt zum psychoanalytischen Verständnis von Essstörungen war, dass man triebpsychologische Betrachtungen – im Sinne unbewusster ödipaler Konflikte – nicht mehr als einzige und vor allem auch nicht unbedingt als die wichtigste psychodynamische Erklärungsmöglichkeit ansah. Objektbeziehungs- und selbstpsychologische Konzepte führten dazu, dass die sogenannten frühen, präödipalen Störungen in den Fokus klinischer Untersuchungen gerieten und dass dadurch auch therapeutische Methoden und Techniken folgenreich geprägt wurden.

Vor allem in der Essstörungsliteratur zwischen 1980 und 2000 war eine Tendenz zu beobachten, die Erlebnis- und Verhaltensauffälligkeiten in der Begrifflichkeit bekannter Persönlichkeitsstörungen zu beschreiben. Insgesamt verhielt es sich dabei so, dass über die Anorexia nervosa umfangreicher publiziert wurde als über die Bulimia nervosa. Bei beiden Essstörungen *können* parallel zu der Essstörungssymptomatik Persönlichkeitsstörungen vorliegen, die aber nicht identisch mit der Essstörung selbst sind. Die persönliche Ätiopathogenese der Betroffenen ist zu heterogen, als dass sie uneingeschränkt generalisiert werden könnte. Daher ist es vorteilhafter, Essstörungen und komorbid vorhandene Persönlichkeitsstörungen separat voneinander zu betrachten.

Eine wichtige Voraussetzung: Die Unterscheidung von Ich und Selbst

In der ersten Hälfte des 20. Jahrhunderts wurde unter dem Einfluss der Triebpsychologie die Anorexie psychoanalytisch vor allem als eine Art Konversionssyndrom – also als eine Art Trieb-Abwehr-Konflikt – angesehen. In diesem Verständnis drückte die Nahrungsverweigerung symbolisch eine Abwehr der Sexualität aus, was auch unbewusste Fantasien und Wünsche einer oralen Schwängerung betraf. Die Bulimie und die Esssucht rückten seinerzeit noch kaum in den Fokus medizinischer oder psychoanalytischer Erörterungen.

Die beschriebene Abkehr von der klassischen Triebpsychologie im Hinblick auf die Essstörungen wurde vor allem von der in der Nazi-Zeit aus Deutschland geflohenen jüdischen Kinderärztin und Psychoanalytikerin Hilde Bruch kurz vor ihrem Tod zusammengefasst. In ihrer letzten und erst posthum veröffentlichten Arbeit »Anorexia nervosa: The therapeutic task« (Bruch, 1986) beschrieb sie eindrucksvoll ihre persönliche Verwirrung, als sie essgestörte Frauen psychoanalytisch behandeln wollte. Sie stellte fest, dass die klassische psychoanalytische Auffassung, die eben die Anorexia nervosa als eine Form hysterischer Konversion triebpsychologisch verstand, in vielen Behandlungen nicht zu Verbesserungen führte. Es ging eben nicht um den symbolischen Ausdruck verdrängter Sexualität bzw. um oral getönte Schwangerschaftsfantasien. Das Hauptergebnis ihrer Erfahrung war, dass die Anorexia nervosa mit strukturellen Entwicklungsstörungen zusammenhängt und oft erst in zweiter Linie mit sexuellen Konflikten.

In der Mitte des letzten Jahrhunderts rückten dann – vor allem unter dem Aspekt konkreter Säuglingsbeobachtungen – prägenitale bzw. präödipale Aspekte zunehmend in den Vordergrund. Das geschah vor allem durch die ichpsychologischen und objektbeziehungspsychologischen Theorieentwicklungen sowie zuletzt auch auf der Basis von Heinz Kohuts weiterentwickelter Selbstpsychologie.

Es ist an dieser Stelle wichtig, zwischen den psychoanalytischen Konzepten des Ichs und des Selbst zu unterscheiden. Der Begriff des Ichs betont die Funktionen des seelischen »Apparats« (zwischen Es und Über-Ich) auch im Hinblick auf die bewusst initiierten Regulierungen von Körpervorgängen bzw. den (handelnden) Umgang mit dem eigenen Körper. Heinz Hartmann hat die Interaktion zwischen Ich und Selbst folgendermaßen konzeptualisiert: »Das Ich organisiert und kontrolliert Bewegung und Wahrnehmung – Wahrnehmung der äußeren Welt, aber wahrscheinlich auch des Selbst (trotz unserer Vorstellung, dass Selbstkritik, obwohl sie auf Selbstwahrnehmung basiert, eine separate Funktion ist, die wir dem Über-Ich zuschreiben); sie dient auch als Schutz gegen übermäßige äußere und, in einem etwas anderen Sinn, innere Reize. Das Ich überprüft die Realität« (Hartmann, 1950, S. 75; Übersetzung W. K.). Die Begriffe »Selbst« und »Selbstwahrnehmung« ergeben für Hartmann in erster Linie Sinn in Bezug auf die Welt der Objekte.

Diese Unterscheidung und Präzisierung, die mit der triebpsychologischen Perspektive Freuds allein noch nicht möglich war, ist für die Einschätzung der eigenen Körperlichkeit (Realitätsprüfung durch das Ich) und der Selbst-Wertschätzung von großer Bedeutung: Sehr häufig halten sich Anorektikerinnen auch dann noch für zu dick, wenn durch die Abmagerung bereits eine vita reducta mit auffälligen körperlichen Funktionsstörungen eingetreten ist. Das ist eine Reduktion von Ich-Funktionen (eingeschränkte Wahrnehmung des eigenen Körpers im Sinne der Körperschemastörung), die dann vom Selbst der Betroffenen positiv bewertet wird.

In ihrem Buch *Von der Selbsterhaltung zur Selbstachtung* haben Hans Kilian und Lotte Köhler diesen Unterschied zwischen Ich- und Selbst-Funktionen sehr plausibel beschrieben:

> »Der Freud'sche Begriff des Ich ist demnach eine Struktur, die mehr über das Funktionieren der Persönlichkeit aussagt als über ihr Erleben.
>
> Das Selbst hingegen wäre gleichzusetzen damit, wie die ganze Person sich selbst erlebt. Dieses Erleben der eigenen Person hat sein strukturelles Gegenstück in den zur Selbstrepräsentanz agglomerierten und organisierten Erinnerungsspuren der eigenen Person. Die begriffliche Unterscheidung von Ich und Selbst wurde erst 1950 von Heinz Hartmann exakt vorgenommen. Dieser wies auch darauf hin, dass Freud das Wort Ich nicht selten synonym mit dem Begriff des Selbst gebrauchte und dass insbesondere in den Arbeiten Freuds vor 1923 das Wort Ich zumeist Selbst bedeutete (H. Hartmann 1950)« (Kilian & Köhler, 2013, S. 25f.).

Auch wenn für das Verständnis der Essstörungen die theoretische Weiterentwicklung der psychoanalytischen Theorien notwendig war, so bedeutet das nicht, dass die Triebpsychologie auf der Basis der frühen Strukturtheorien Freuds keine Rolle mehr spielte. Die Arbeiten von Anna Freud sind in dieser Hinsicht richtungsweisend geblieben.

Anna Freuds ichpsychologischer Beitrag zum Verständnis frühkindlicher Essstörungen

Anna Freud schilderte in ihrer Arbeit »Das psychoanalytische Studium der frühkindlichen Essstörungen« (1987 [1946]) anschaulich und erlebnisnah, wie gestörte Oralität bei der Nahrungsaufnahme von Kindern beobachtet und interpretiert werden kann.

Sie stellt dar, wie durch das Fehlen eines organisierten Ichs beim Säugling ein Triebaufschub noch nicht möglich ist. So kann das Kind in diesem frühen Zustand einerseits nur auf sich selbst bezogen sein; andererseits stellt es in dieser Sichtweise aber auch die Verbindung zur Umwelt her, von der dann Entspannung hergestellt werden kann. An dieser Stelle schlägt sie einen Bogen zwischen den frühesten Anfängen der Objektbesetzung zu den späteren Formen reifer und weniger eigennütziger Objektliebe: Der Weg von der narzisstischen Objektliebe führt nach Anna Freud dazu, dass nach und nach die Fähigkeit entsteht, das mütterliche Objekt unabhängig von den eigenen Vorteilen zu lieben. Auf diese Weise vollziehe sich der Übergang vom Narzissmus zur Objektliebe, obwohl unbewusst das Bild von Nahrung und Mutter miteinander verknüpft bleibe.

Dabei kann es im Rahmen von Umstellungen in der Ernährung auch zu Konflikten kommen, weil die Willensentwicklung des Kindes nicht mehr nur auf den rezeptiven Modus der Nahrungsaufnahme angewiesen ist, sondern die Fähigkeit zum Neinsagen und zur kaptativ praktizierten Oralität gegenüber der angebotenen Nahrung auch gereift ist.

Schon während der ersten beiden Lebensjahre kann eine gestörte Gefühlseinstellung zwischen Mutter und Kind symbolisch auf die Nahrungsaufnahme übertragen werden und sich durch verschiedene körperliche Ausdrucksformen (etwa Erbrechen) oder Überessen (etwa als Beruhigungsmittel) sowie die Nahrungsverweigerung äußern. Demgemäß ist die Unfähigkeit, sich am Essen zu erfreuen, eine wichtige averbale Mitteilung des kleinen Kindes an die Umwelt.

Orale Lust bleibt aber während der weiteren Reifung nicht identisch mit dem konkreten Essvorgang. Anna Freud wies darauf hin, dass es ein Fehler wäre, infantile Essstörungen automatisch als orale Störungen zu verstehen. Dies gilt auch für die Essstörungen von Jugendlichen und Erwachsenen. Mit diesem Hinweis hat Anna Freud schon sehr früh die Tür für präödipale und sogar präorale Betrachtungsweisen von Essstörungen auch bei Erwachsenen geöffnet.

Zwei- bis vierjährige Kinder verwenden ihre Zähne auch als Waffe im Kampf mit anderen Kindern, sodass Anna Freud zu Recht die Verknüpfung zwischen der für das Essen wichtigen Mundregion und der Aggression betont. Die sogenannte Beißhemmung ist sprichwörtlich, und falls der orale Sadismus unintegriert zur Angstquelle wird, also nicht genügend (reif) verdrängt bzw. integriert werden kann, so kann es zur Wendung der Aggression, die eigentlich die Objekte meint, gegen den eigenen Körper kommen. Am Ende ihrer Arbeit weist Anna Freud darauf hin, dass die Mundregion im Verlauf der Reifung sexualisiert wird und bei gestörter Reifung hysterische Symptome wie Globus hystericus oder hysterisches Erbrechen auftreten können.

Anna Freuds Beobachtungen waren wichtig, um den Begriff der Oralität und die Bedeutung der Nahrungsaufnahme zu erweitern. Insofern waren sie eine wichtige Voraussetzung dafür, die modernen Essstörungen Anorexia nervosa, Bulimia nervosa und Esssucht auch in ihrer präödipalen Dimension zu verstehen.

Essstörungsrelevante objektbeziehungspsychologische Theorieaspekte

Nach Sigmund Freuds Tod 1939 schenkten psychoanalytische Autorinnen und Autoren der präödipalen Entwicklung immer mehr Aufmerksamkeit. Das betraf auch das Verständnis der Nahrungsaufnahme und der Bedeutung jener Umstände, die zu unterschiedlichen Erlebnis- und Verarbeitungsmodalitäten im Zusammenhang mit der Nahrungsaufnahme führen können. So schreibt Melanie Klein:

> »Die wiederholten Erfahrungen von Befriedigung und Versagung sind starke Reize für libidinöse und destruktive Regungen, für Liebe und Haß. Demzufolge wird die Brust, insoweit sie befriedigt, geliebt und als ›gut‹ empfunden; soweit sie die Quelle von Versagung ist, wird sie gehaßt und als ›böse‹ empfunden. Dieser starke Gegensatz zwischen guter und böser Brust ist größtenteils die Folge einer mangelnden Integration des Ichs sowie der Spaltungsprozesse, die sich innerhalb des Ichs und in der Beziehung zum Objekt abspielen. Indessen haben wir gute Gründe anzunehmen, daß selbst während der ersten drei oder vier Lebensmonate das gute und böse Objekt in der kindlichen Seele nicht vollkommen voneinander getrennt sind. Die mütterliche Brust in ihren guten wie auch bösen Aspekten scheint sich für den Säugling mit der körperlichen Gegenwart der Mutter zu verbinden; und so wird die Beziehung zu ihr als *eine Person* [Herv. T. T. & W. K.] vom frühesten Stadium an allmählich aufgebaut« (Klein, 1983 [1962], S. 189).

Einen weiteren wichtigen essstörungsrelevanten Theorieaspekt kann man einem sehr lesenswerten Vergleich zwischen Sigmund Freud und Melanie Klein entnehmen. In dem Kapitel »Gut – böse: von Freud zu Melanie Klein« von André Green (2000 [1990], S. 264–271) schildert der Autor, wie von Melanie Klein und nach ihr von Wilfred Bion die Entwicklungslinie Freuds vom Lust- zum Realitätsprinzip durch eine andere Entwicklungslinie ersetzt wird: In dieser neuen Perspektive wird die (unreifere) schizoid-paranoide Position verlassen und durch die (reifere) depressive Position ersetzt. Green beschreibt, dass Freud trotz der Einführung der Todestriebthese nie aufgehört habe, Vertrauen in die Auswirkungen der Lebens- oder Liebestriebe zu setzen. »Was aber bei Melanie Klein ins Auge springt, ist nicht so sehr der Akzent, den sie auf die Destruktivität legt, sondern die Abwertung des Sexuellen« (Green, 2000 [1990], S. 270).

Wir können heute davon ausgehen, dass frühe kindliche Erlebnisse zunächst vor allem taktiler Art sind. Natürlich gibt es frühzeitig visuelle und vor allem auditorische Sinneswahrnehmungen, die von einem später gereiften, mit allen Sinnen koordinierend wahrnehmenden Ich gezielt kommunikativ und handelnd eingesetzt werden können. Jedoch ist die zunehmende Erfahrung körperlich-taktiler Sensationen die erste Grundlage der Entwicklung eines Körper-Selbst. Otto Fenichel beschrieb diese Differenzierung der Wahrnehmung zwischen äußerer und innerer Realität:

> »Bei der Entwicklung der Realitätswahrnehmung spielt die Auffassung des eigenen Körpers eine besondere Rolle. Zunächst gibt es nur die Wahrnehmung einer Spannung, d.h. von ›irgend etwas Innerem‹. Später werden wir gewahr, daß Objekte existieren, die diese Spannung mindern, und entwickeln die Vorstellung von ›irgend etwas Äußerem‹. Der eigene Körper ist beides zur selben Zeit. Aufgrund des gleichzeitigen Zusammentreffens äußerer taktiler und innerer sensorischer Daten wird der eigene Körper als etwas von der übrigen Welt Getrenntes erfahren und ermöglicht die Unterscheidung des Selbst vom Nicht-Selbst. Die Summe der psychischen Repräsentanzen des Körpers und seiner Organe, das sogenannte Körperbild, konstituiert die Vorstellung eines personalen Ich und ist von grundlegender Bedeutung für die Ausbildung der psychischen Instanz des Ich« (Fenichel, 1983 [1945], S. 57).

Das alles mag sehr theoretisierend klingen, ist aber enorm wichtig für die Perspektive, dass sich später das »eigene« Körper-Selbst neinsagend gegenüber den äußeren Objekten abgrenzen muss, um auch in anlehnungsbedürftigen Situationen Autonomie und Selbstwertgefühl ausbalanciert integrieren und erhalten zu können. Und genau hier entstehen oft Kämpfe darum, was – zum Beispiel zwischen Eltern und Kindern oder Jugendlichen – richtig und notwendig ist.

Die wissenschaftliche Wende vom ödipalen zum präödipalen Verständnis der Essstörungen

In seinem lesenswerten Aufsatz »Bruch Revisited: The Role of Interpretation of Transference and Resistance in the Psychotherapy of Eating Disorders« beschreibt William J. Swift (1991) eindrucksvoll Stärken und Schwächen Hilde Bruchs ihrerzeit neu formulierten psychodynamischen Verständnisses der Essstörungspathologie. Die Zurückweisung des primär konversionsneurotischen Aspekts haben wir bereits erwähnt. Als Grundlage Bruchs neuer Einschätzung stellt Swift (ebd., S. 54) ihre Beobachtung dar, dass anorektische Patientinnen vor allem ein sehr deutliches Defizit im Selbstwert- und Autonomieerleben zeigten. Insofern stelle die Symptomatik eine Art Abwehrmanöver gegenüber erlebter Macht- und Wirkungslosigkeit dar. Aus entwicklungspsychologischer Sicht ging Hilde Bruch davon aus, dass in der frühen Kindheit eigene Initiativen des Kindes nicht wohlwollend genug unterstützt und begleitet wurden.

Die Reaktion auf erlebte Machtlosigkeit, Wirkungslosigkeit und erzwungene Unterwerfung wird in der Selbstbeschreibung der Autorin Ursula Wald deutlich formuliert: »In meinem Körper erlebe ich Herrschaft und Macht. Es befriedigt mich zutiefst, durch einfaches Hungern meinen Körper zu kontrollieren, zu sehen, wie er auf Nahrungsentzug reagiert, und dabei trotzdem den Anforderungen des weiblichen Schönheitsideals genügt« (Wald, 2000, S. 44).

Daneben findet sich in vielen Fallbeschreibungen anorektischer Patientinnen der Hinweis auf perfektionistische Bemühungen, Aufmerksamkeit und Bestätigung durch wichtige Personen der Kindheit zu erlangen. In der Schulzeit mündet ein solches Erleben und Verhalten oft in ein übertriebenes Leistungsstreben, mit dem das Wohlwollen der Eltern angestrebt oder erhalten werden muss. Nicht selten berichten Betroffene von der Erwartung der Eltern, dass jede Schulnote unter 2 inakzeptabel gewesen sei. Eigene Bedürfnisse treten in dieser Entwicklung nach und nach in den Hintergrund und führen im beschriebenen Leistungsmodus oft zur Isolation des Selbst in oder von der Peergroup.

In seinem Aufsatz würdigt William J. Swift den empathisch-verstehenden Ansatz von Hilde Bruch, ihre Bemühungen um Klarifizierung dessen, was die Patientinnen innerlich oft erleben. Genau diese Stelle ist aber auch der Ausgangspunkt seiner Kritik an ihrer Theorie: Seiner Ansicht nach vernachlässigt sie im therapeutischen Prozess tiefe Deutungen bzw. Übertragungsdeutungen – darauf kommen wir weiter unten bei den therapeutischen Ansätzen zurück.

Wir halten es für möglich, dass Hilde Bruch auch unter dem Einfluss der zu ihrer Zeit stärker werdenden Selbst-Psychologie

Übertragungsdeutungen sehr zurückhaltend handhabte, trotzdem aber darauf – ausweislich ihrer eigenen Fallbeschreibungen – nicht verzichtete, worauf auch Swift selbst hinweist.

Insgesamt scheint es uns nicht ganz einfach, die Theorien von Hilde Bruch irgendeiner der »vier Psychologien« eindeutig zuzuordnen. Viele ihrer theoretischen Bausteine lassen sich für jede dieser psychoanalytischen Richtungen in Anspruch nehmen, und so geschieht es auch, dass Hilde Bruch von den verschiedenen psychoanalytischen Schulen als eigene Theoretikerin dargestellt wird. Die therapeutische Hilfe beim fühlenden Gewahrwerden innerer Zustände essgestörter Patientinnen sollte aus heutiger Sicht aus der Perspektive einer Mentalisierungsbemühung verstanden werden. Das ist keinesfalls nur supportive Therapie, sondern wesentliche, in der Konsequenz auch Deutungen vorbereitende Verständnisstiftung in der therapeutischen Beziehung.

Objektbeziehungspsychologische Überlegungen zur Dynamik schwerer Essstörungen

Otto F. Kernbergs großes Verdienst ist, dass es ihm zusammen mit seiner New Yorker Arbeitsgruppe erfolgreich gelang, ichpsychologische und objektbeziehungspsychologische Theorieansätze miteinander zu verbinden. Seine Aktivitäten und die der Arbeitsgruppe führten letztlich dazu, dass zuvor schwer bis gar nicht behandelbare Persönlichkeitsstörungen wie die Borderlinestörung oder schwerer Narzissmus nunmehr mit einer modifizierten psychoanalytischen Technik behandelt werden konnten. Seine jahrzehntelangen Forschungen fanden auch Anwendung im Verständnis von Essstörungen, worauf im Kapitel »Gesellschaftliche und kulturelle Wirkfaktoren« eingegangen wird. Bei allen schweren Essstörungen stellt er ein Muster fest, das er als »unbarmherzige, sadistische Attacke gegen den eigenen Körper« bezeichnet (Kernberg, 2006, S. 265). In diesem Zusammenhang identifiziert er folgende pathologischen Schwerpunkte:

Zunächst geht es um einen *generellen Angriff auf das Erleben von Vergnügen und Genuss*. Das Einverleibte kann nicht in ein gutes Objekt umgewandelt werden, das der Bereicherung des Selbst dient. Diese destruktive Dynamik hemmt sehr früh jeglichen sinnlichen Genuss und folglich auch sexuelles Wohlgefühl. Sie hat nach seiner Ansicht – wie auch schon bei anderen Autorinnen und Autoren – ihre Wurzel in einer gestörten körperlichen und seelischen Interaktion zwischen Mutter und Säugling.

Der Angriff auf die eigene Genussfähigkeit und Lebensfreude ist nach Kernberg auch ein Angriff auf die Mutter, die diese Lebensfreude spenden soll. Kernberg sieht in der Psychopathologie schwerer Essstörungen den Ausdruck einer Borderlinepathologie, wobei an dieser Stelle nicht die in den Manualen klassifizierbare Borderlinestörung im engeren Sinn gemeint ist, sondern eine schwere Entwicklungsstörung der Persönlichkeitsstruktur (»Borderline-Persönlichkeitsorganisation«). Aus seiner Sicht handelt es sich um eine masochistische Selbstbehauptung, die als Rebellion gegen die Mutter in Form einer Selbstzerstörung inszeniert wird. Diese destruktive Omnipotenz ordnet er dem malignen Narzissmus zu, die wiederum in der Therapie inszeniert wird.

Kernberg stellt auch Überlegungen zur Entwicklung eigener Weiblichkeit in der Adoleszenz an:

> »Die dritte wesentliche Dynamik besteht im Angriff auf die Weiblichkeit der Patientin, der sich aus verschiedenen Entwicklungsstadien herleitet: Zuerst ist da ein Angriff auf die Mutter aus einem sehr frühen, präödipalen Stadium heraus, ein Angriff, der erst gegen die Mutter der symbiotischen Phase und dann gegen die Mutter der Separations-Individuations-Phase gerichtet ist. Dieses dynamische Muster unterscheidet sich von der Unterwerfung unter die Mutter und der Rebellion gegen sie in der fortgeschrittenen ödipalen Entwicklungsphase (im Gegensatz zu der archaischen ödipalen Situation) und von der regressiven destruktiven Analität, die sich in dem Wunsch ausdrückt, alle differenzierten Beziehungen zu zerstören […]« (Kernberg, 2006 [2004], S. 266).

Für die Bulimikerinnen beschreibt er eine Art sekundäre Konfliktabwehr, mit der autonom und von der Mutter unabhängig und *eigenmächtig* Essgelage organisiert werden, die die Verleugnung von Abhängigkeit und die Wut darüber zum Inhalt haben. Da aber die Nahrungsaufnahme früh mit der (gestörten) Mutter-Kind-Beziehung verbunden ist, verwandelt sich die gierig im Essanfall einverleibte Nahrung in eine Art Gift, das aus dem Körper wieder herausgebracht oder dem im Nachgang entgegengewirkt werden muss.

Kernbergs Beobachtungen führten ihn zu der plausiblen Annahme, dass das Ausmaß der strukturellen Beeinträchtigung bei essgestörten Patientinnen schwerer oder weniger schwer ausfallen kann. Wenn die Essstörung weniger schwer ausfällt, handelt es sich nach seiner Ansicht um reifere Patientinnen, deren Angriff auf die Weiblichkeit mehr einer ödipalen Konfliktdynamik entspringt und dessen Wurzeln in geringerem Ausmaß auf die Weiblichkeit in präödipalen Strukturdefiziten zurückzuführen sind.

Die Objektbeziehungspsychologie ist der Ausgangspunkt unseres eigenen theoretischen Verständnisses und unserer praktischen psychotherapeutischen Arbeit mit Essgestörten. Das bedeutet nicht, dass bestimmte psychodynamische Gesichtspunkte anderer psychoanalytischer Richtungen unbeachtet blieben. So ist ausführlich dargestellt worden, dass selbstpsychologische und triebpathologische Überlegungen sowie familientherapeutische Erwägungen mit der Vorstellung von Objektrepräsentanzen und der darauf basierenden Selbstrepräsentanz verknüpft werden sollten (Köpp et al., 2007).

Allerdings möchten wir an dieser Stelle ausdrücklich vor der Beliebigkeit theoretischer Konstruktionen warnen. So tauchten in den 1980er- und 1990er Jahren Überlegungen auf, in denen behauptet wurde, dass Bulimikerinnen ihren Körper als »Übergangsobjekt« im Sinne von Winnicott erlebten (Sugarman & Kurash, 1982). Solche Theorieschöpfungen sind unsinnig und tragen wenig zum Verständnis des inneren Erlebens der Betroffenen bei, entsprechend sind sie auch rasch zurückgewiesen und später sogar von den Autoren selbst relativiert worden.

Interessanter und vor allem erlebnisnäher sind die Überlegungen von Mathias Hirsch, der davon ausgeht, dass Magersucht und Bulimie Bewältigungsversuche sind, mit der Angst vor Verschmelzung, aber auch mit der Angst vor einer Trennung von der Mutter fertig zu werden – Ängste, die in der Adoleszenz wieder aufleben (Hirsch, 1989).

Selbstpsychologische Überlegungen zur Entstehung und zum Verlauf von Essstörungen

Zwar gibt es für die frühe Phase des Säuglings Parallelen zwischen selbstpsychologischen und objektbeziehungstheoretischen Entwicklungsvorstellungen, wie etwa, dass der Einfluss der Außenwelt und des Milieus bzw. der Einfluss der äußeren Objekte auf die Entwicklung als maßgeblich für die Selbstrepräsentanz angesehen wird; der aus unserer Sicht jedoch wichtigste Beitrag, den die Selbstpsychologie zur Behandlung von Essstörungen geleistet hat, besteht in der auf der kontinuierlichen Erfahrung von Empathie basierenden Entwicklung eines Selbstobjekts. Als ein moderner Ausläufer hiervon könnte die mentalisierungsbasierte Therapie verstanden werden – aber auch dazu später mehr.

Richard Geist (1989) beschreibt in seiner Arbeit »Self Psychological Reflections on the Origins of Eating Disorders« die Bedeutung des Selbst folgendermaßen:

> »Das menschliche Selbst wird als ein Gefühl der Ganzheit, Lebendigkeit und Stärke erlebt und ist ein unabhängiges Aktivitätszentrum über Zeit und Raum hinweg. Es ist die Essenz des Wesens eines Menschen (Tolpin, 1980); aber die Entwicklung des Selbst ist mit [äußeren, W. K.] Umständen verbunden, die von ihm nicht kontrolliert werden können. Nur ein ansprechendes Selbst-Objekt-Milieu kann jene Lebenserfahrungen bieten, die die Umwandlung des kindlichen Potentials in eine schöpferische Lebendigkeit und Realitätsnähe erleichtern – eine Selbststruktur mit freudigen Interessen und selbstbejahender Initiative. Diese menschliche Betreuungsumgebung wird als Teil des Selbst erlebt, weil sie jene bestätigenden, beruhigenden und unterstützenden Funktionen – Spiegelung, Idealisierung und Partnerschaft – bietet, die das Kind noch nicht verinnerlicht hat. In der Sprache der Selbstpsychologie bezeichnen wir die empathischen Reaktionen eines solchen Umfelds auf die wahrgenommenen Aspekte eines anderen, die das Selbst stützen, als Selbstobjektfunktionen. Empathisch informierte elterliche Selbst-Objekt-Reaktionen bilden die äußeren Vorläufer – als ›vorläufige psychische Struktur‹ –, die dazu beitragen, die inneren psychischen Strukturen des Selbst zu fördern« (Geist, 1989, S. 7; Übersetzung W. K.).

Geists Idee beinhaltet, dass es durch ein unzureichend förderndes Umweltmilieu zu einer Essstörung kommen kann. Allerdings ist damit noch nicht die individuell spezifische Symptomwahl erklärt. So taucht in manchen Arbeiten (Sands, 1991) sogar der Begriff »bulimisches Selbst« auf, den wir für problematisch halten. Die dort erwähnten Kriterien wie dissoziative Zustände entsprechen allzu oft eher einer komorbiden Persönlichkeitsstörung als der Bulimie selbst.

Biografische Aspekte

Generell lässt sich sagen, dass bei der Anorexia nervosa die Autonomie vor allem durch maximale Triebunterdrückung angestrebt wird. Bulimische Patientinnen dagegen halten dem triebhaften Druck nicht stand und suchen lediglich die Folgen triebhafter Impulsdurchbrüche zu korrigieren. Bei den Patientinnen mit Esssucht ist es oft die depressiv getönte Resignation, die einen Ersatz im Essen für die scheinbar nicht mehr erreichbare lustvolle Teilnahme am Leben suchen lässt.

Damit ist jedoch die individuelle, biografisch-spezifische Symptomwahl noch nicht ausreichend erklärt, sondern lediglich allgemein deskriptiv als Ergebnis eines Wechselspiels zwischen Anlagen und soziokulturellen Einflüssen knapp umrissen. Das dahinterstehende soziale und familiäre Feld ist maßgeblich für die dann stattfindende, intrapersonell spezifische Symptomwahl; so lehrt uns die Epigenetik, dass ein großer Teil unserer Anlagen phänomenologisch erst durch Umweltfaktoren an- oder abgeschaltet wird. Eine anschauliche Zusammenfassung zu den genetischen und epigenetischen Aspekten bei Essstörungen findet sich bei Helge Frieling und Kollegen (2015) sowie bei Friederich und Kollegen (2020).

Von familientherapeutischer Seite ist vielfach festgestellt worden, dass essgestörte Mädchen oder Frauen in einer Familie häufig Symptomträgerinnen der Dysfunktionalität ihres Familiensystems sind. Die unbewusste pathologische Familiendynamik wird entlastet, indem zum Beispiel elterliche Ehekonflikte durch die Sorge um das kranke Kind verdeckt werden können. Misstrauen und fehlende Intimität sowie Abhängigkeits-Anlehnungs-

Konflikte bleiben dadurch oft hinter der Fassade einer intakten und fürsorglichen Familie verborgen.

Eugene Beresin und Kollegen (1989) stellten in diesem Zusammenhang prinzipielle theoretische Überlegungen an, die sie aus eigenen Studien und Einzelfallbeobachtungen gewonnen hatten. Die Eltern der Herkunftsfamilien ihrer anorektischen Patientinnen beschrieben sie so:

> »Ihre Mütter wurden als oberflächlich engelhaft, aufopferungsvoll und endlos gebend angesehen; aber dieses Verhalten verhüllte deren fragile, kritische und narzisstisch verletzliche Seite, mit der eigene Wut durch reaktive Großzügigkeit unterdrückt wurde. Diese Mütter konnten das wachsende Bedürfnis des Kindes, seine Aggression während der Separationsphase zu testen, nicht tolerieren und forderten stattdessen friedliche Nachgiebigkeit. Die meisten Mütter waren schrecklich aufdringlich, übermäßig involviert, übermäßig besorgt um das äußere Erscheinungsbild und nicht in der Lage, die wachsenden Bedürfnisse und Fähigkeiten des Kindes empathisch widerzuspiegeln. Stattdessen setzten sie ihre eigenen Bedürfnisse durch. Die jungen Mädchen mussten erkennen, dass sie von ihrer Mutter nicht die Fürsorge und Bestätigung bekommen konnten, die sie brauchten, und waren zutiefst missmutig und wütend. Doch wegen der Fragilität ihrer Mutter konnten sie weder zu ihrer Wut stehen noch sie zum Ausdruck bringen. Genauso wie ihre Mutter entwickelten sie eine Reaktionsbildung; auf diese Weise wurde eigene Wut unterdrückt aus Angst, andere zu verletzen.
>
> Die Väter wurden typischerweise als starke, distanzierte und erfolgreiche Männer wahrgenommen, die oft unter Vernachlässigung der Familie übermäßig mit der Arbeit beschäftigt waren. Die meisten dieser Männer waren sprunghaft und neigten zu vermehrtem Alkoholkonsum. Die Töchter entwickelten starke ödipale Bindungen zu ihren Vätern, meist frühreif, um den Narzissmus ihrer Väter zu bedienen und in der Hoffnung, die Fürsorge zu bekommen, die ihnen von ihren Müttern fehlte. Die Rolle von ›Papas kleinem Mädchen‹ barg jedoch das Risiko, ihre verwundbaren Mütter durch Konkurrenz zu verletzen. Die Väter wurden später als enorm bedürftig gesehen, die da-

zu neigten, ihre Frauen durch eigene verdrängte Abhängigkeit zu dominieren und zu kontrollieren. Kurz gesagt, das Leben zu Hause war grauenhaft. Der Großzügigkeit und dem Engagement der Mutter lag unersättliche Gier und Wut zugrunde; hinter der mächtigen Fassade des Vaters lag ein geringes Selbstwertgefühl, Abhängigkeit und Frauenfeindlichkeit. Besonders durch die verleugnete Aggression und hinter der Fassade eines glücklichen, friedlichen Haushalts gab es eine enorme allgegenwärtige Spannung.

Die Beharrlichkeit, mit der sich diese Mädchen an ihre Familien banden, war zum Teil auf Loyalität und auf die unausgesprochenen Anforderungen zurückzuführen, die die Eltern an sie stellten, und auf tiefe Defizite im Selbstwerterleben. Sie waren nicht in der Lage, Ambivalenz in Beziehungen, die Labilität von Gefühlen oder die Kämpfe um ihre Identität und ihr Selbstkonzept, die im Rahmen der adoleszenten Entwicklung notwendigerweise stattfinden, zu tolerieren« (Beresin et al., 1989, S. 111f., Übersetzung W. K.).

Hier wird eine Konstellation familiärer Interaktion dargestellt, wie sie bei essgestörten Frauen sehr häufig – wenngleich nicht zwingend – zu finden ist. Die Autoren beschreiben dabei eine lebensgeschichtlich frühe Störungsdynamik, die von Christa Rohde-Dachser schon 1987 theoretisch präzise ausgearbeitet wurde. Sie stellte dem reifen den unreifen, strategischen Ödipuskomplex gegenüber und schrieb:

»Dabei erscheint es sinnvoll, einen ›reifen‹ von einem ›strategischen‹ Ödipuskomplex zu unterscheiden, wobei ersterer als Prototyp der von Freud beschriebenen ödipalen Konstellation verstanden werden kann, die sich in einer voll entwickelten Triade zwischen relativ gut strukturierten Individuen ereignet, die in ihrer Entwicklung von dyadischen Selbst-Objekt-Beziehungen zum ödipalen Stadium vorgedrungen sind, um schließlich auch dieses hinter sich zu lassen und zu reifen, autonomen, nicht-inzestuösen Objektbeziehungen fortzuschreiten. Demgegenüber wird bei narzißtischen und bei Borderlinestörungen von einem ›strategischen Ödipuskomplex‹ ausgegangen, der primär eine Abwehrstrategie gegen Konflikte sowohl ödipaler als auch präödipaler Genese darstellt und dabei viel eher im Dienste der Erhaltung dyadischer Strukturen steht als ihrer progressiven Öffnung im Zuge fortschreitender Individuation« (Rohde-Dachser, 1987, S. 796).

Gesellschaftliche und kulturelle Wirkfaktoren

Zum Ende des letzten Jahrhunderts belegten Forschungsergebnisse, dass Essstörungen überwiegend bei weißen Frauen in westlichen Ländern vorkamen (Cooper et al., 1987; Dolan, 1996). 1985 erschien erstmals ein Fallbericht über eine an Anorexia nervosa erkrankte Engländerin mit afrokaribischer Abstammung (Thomas & Szmukler, 1985). Es folgten Berichte über Bulimie bei britischen schwarzen Frauen (Holden & Robinson, 1988; Lacey & Dolan, 1988). Bereits damals wurde die soziokulturelle Determination von Essstörungen unterstrichen und rückte zunehmend in den wissenschaftlichen Diskurs. Das von jüngeren Studien belegte, global zunehmende Vorkommen von Essstörungen (Chandra et al., 2012; Eddy et al., 2007; Jackson & Chen, 2010; Lee et al., 2010) durch die Verbreitung westlicher Schönheitsideale (Eddy et al., 2007; Nasser, 2009) spricht dafür, dass Essstörungen eng mit kulturellen Rollenbildern und mit ihnen verbundenen Erwartungen sowie mit der Stigmatisierung von Weiblichkeit verbunden sind.

Aus Sicht des Psychoanalytikers Otto F. Kernberg (2006 [2004]) stellen Essstörungen – wie bereits erwähnt – einen Angriff auf die Weiblichkeit der Patientinnen sowie das Erleben von Vergnügen und Genuss dar. Dieser Angriff auf lustvolle Weiblichkeit zeigt sich bei anorektischen Frauen in einem solchen Ausmaß, dass diese über Nahrungsverweigerung den eigenen Körper und mit ihm verbundene unbewusste Repräsentanzen in seiner materiellen Substanz zu kontrollieren, manipulieren oder sogar zu zerstören versuchen, als hätte Weiblichkeit und weibliche Lust etwas Gefährliches. Bridget Dolan schreibt: »In unserer klinischen Arbeit betrachten wir Eßprobleme oft als die Störung einer einzelnen Frau. Vielleicht sollten wir aber einsehen, daß sie in Wirklichkeit eine Störung unserer Kultur sind« (Dolan, 1996, S. 37).

Die gesellschaftliche, aber auch individuelle Prägung von Weiblichkeit sowie die transgenerationale Weitergabe dieser erscheint für die Entstehung von Essstörungen bedeutsam. Mit der Einteilung in *weiblich* und *männlich* sind geschlechtsspezifische Rollenzuweisungen, aber auch Stigmatisierungen verknüpft. Die Rollenzuweisungen sind wiederum verbunden mit gesellschaftlichen Hierarchisierungen. In Bezug auf psychogene Essstörungen halten wir diese Überlegungen für besonders relevant, denn mit den Kategorien *weiblich* versus *männlich* wurde unsere äußere und innere Welt jahrtausendelang geprägt, Kinder herangezogen und mit elterlichen Fantasien besetzt, die wiederum vom Kind internalisiert wurden.

Weiblichkeitsbilder und Identitätsfragen

Weibliche Identitätsfragen werden seit Jahrtausenden immer wieder vom Ursprung des Männlichen verstanden und beschrieben. Die Vorstellung des Männlichen als etwas Primäres ist in unserer Kultur tief verankert. Bereits in der Bibel steht: »Es ist nicht gut, dass der Mensch allein ist«, und: »Gott, der Herr, baute aus der Rippe, die er vom Menschen genommen hatte, eine Frau und führte sie dem Menschen zu«. An anderer Stelle: »Beide, der Mensch und seine Frau […]« (Bibelübersetzung, 2016, S. 8). Der Mensch ist also ein Mann. Der Herr (männlich konnotiert) entspricht etwas Göttlichem, Ursprünglichem, worauf im späteren Verlauf auch der Begriff »Gottessöhne« (ebd., S. 11) hindeutet. Während Frauen dem Männlich-Menschlichen zugehörig erscheinen und gleichsam separat, also zweitrangig bleiben. Sie sind die »Menschentöchter« (ebd., S. 11).

Auch innerhalb der psychoanalytischen Theoriebildung war lange Zeit der Stereotyp einer buchstäblich selbstlosen Frau vorherrschend (Balsam, 2015). Weiblichkeit wurde mit etwas Fehlendem in Verbindung gebracht. Das Fehlende kann sich dabei auf etwas Konkretes, aber auch auf etwas Symbolisches beziehen: ein Kind oder der Wunsch danach, einen Phallus, ein Über-Ich, Aggression oder Ehrgeiz. In der Folge, dies aufrechterhaltend und bestärkend, gab es kein theoretisches Konzept weiblicher Aktivität, das nur für die Frau geschaffen wurde (Balsam, 2015). So finden sich bei Sigmund Freud, auch wenn er in vielen Bereichen seiner Zeit voraus war – beispielsweise in seinem bisexuellen Verständnis menschlicher Sexualität – in Bezug auf Weiblichkeit traditionelle Stereotype: Weiblichkeit erscheint bei ihm als narzisstische Wunde (Freud, 1930a) und beide Geschlechter entwickeln sich aus einer primären Männlichkeit. Erst durch die Entdeckung des Geschlechtsunterschiedes, eben keinen Penis zu haben, sowie den nach Freud damit verbundenen Mangel und den dadurch hervorgerufenen Neid, beginne für das Mädchen der Weg in die Weiblichkeit (Freud, 1933a, S. 125ff.).

Die Frau wurde also lange Zeit als Objekt des Mannes konzipiert. Simone de Beauvoir (2011) betonte, dass die Entscheidungen über die sexuelle sowie reproduktive Gesundheit von Frauen in den Händen einer patriarchalen Gesellschaft und somit in den Diensten der Männer lagen. In diesem (patriarchalen) Sinne benötigen Frauen für ihr Wohlbefinden eben nicht nur das zutiefst menschliche Bedürfnis nach Liebe, Bindung, verbundener Zuneigung oder Anerkennung; vielmehr wurde ihnen suggeriert, dass sie ohne den Mann weder in ihrem psychischen noch in ihrem physischen (Mensch-)Sein vollständig seien.

Die sich verändernden gesellschaftlichen und individuellen Möglichkeiten für Frauen, ihre zunehmende Sichtbarkeit in beruflichen und akademischen Kontexten, führt zu einem Vorstoß von Frauen in den von Männlichkeitsbildern dominierten öffentlichen Raum. Die konventionelle Trennung zwischen einer emotionsfreien Öffentlichkeit und einer emotionalen Privatsphäre zerfallen in der Folge zunehmend (Illouz, 2021). Eva Illouz (2021) betont für die postmoderne Gesellschaft: »Das postmoderne Selbst besteht ja hauptsächlich aus der bewußten Manipulation des eigenen Körpers, der eigenen Sprechmuster, des eigenen Benehmens und des eigenen Kleidungsstils« (ebd., S. 121).

So leben wir in einer Zeit, in der Dünnsein als Schönheitsideal angesehen wird. Der mediale Wettstreit um Schönheit erscheint als ein Kampf um die Vollkommenheit und Unversehrtheit unseres Selbst. Die Diätindustrie ist zu einem milliardenschweren Geschäftszweig aufgestiegen. In den sozialen Medien suggerieren Fitness-Influencer und -Influencerinnen, dass die äußere Erscheinung, die auf einem schlanken, von Muskeln geformten Körper beruht, zu Wohlbefinden und psychischer Gesundheit führt (Pilgrim & Bohnet-Joschko, 2019). Über die äußere Erscheinung und »Schönheit«, so die Marketingstrategien, könne Anerkennung und Zuwendung erlangt werden. Dabei wird der Körper zum Schauplatz eines unbewussten Konflikts, der an der Schnittstelle zwischen individuellen Bedürfnissen und gesellschaftlichen Anforderungen stattfindet. Die triebgebundenen inneren Bedürfnisse geraten in einen Widerspruch zum narzisstischen Schönheitsideal. Ersteres ist ein individuell und konstitutionell vorhandenes Geschehen; Letzteres ist ein gesellschaftlich induziertes narzisstisches Phänomen, das auf das Ich-Ideal zugreift. Dieser Prozess kann vor allem unbewusst und unbemerkt stattfinden und erlaubt es, das Verschleierte und emotional (noch) Verdeckte im körperlichen Ausdruck konkret werden zu lassen, aber auch kontrollierbar zu machen. Bei Menschen mit Essstörungen spitzt sich dieser Schauplatz zu, denn Essstörungen bieten eine konkrete, aktive und realisierbare Lösung für das innere Erleben von überwältigenden und unerträglichen Gefühlen und Bedürfnissen.

Unter dem Pseudonym Ursula Wald (2000) schreibt eine Betroffene aus einer subjektiven Perspektive und gibt Einblicke in die Entwicklung ihres Selbst in enger Verknüpfung mit der Entstehungsgeschichte ihrer Essstörung. Sie umreißt, dass sie sich lange Zeit in ihrem Leben fragte, wie sie als Frau sein könne und solle, welche Rolle sie spiele und was sie von sich ausdrücken und zeigen dürfe. Dabei litt sie bereits früh unter den gegensätzlichen Ansprüchen und Rollenerwartungen, die insbesondere ihre Eltern an sie stellten:

> »An unsichtbare Fäden gebunden agierte ich; ich zog mich adrett an, wenn es am Sonntag zur Kirche ging […]. Der doppelte, für mich widersprüchliche Auftrag hieß: Sei etwas Besonderes, sei gut in deinen Leistungen, aber fall' dabei nicht auf. Bringe deine Stärken und deine Persönlichkeit zum Ausdruck, aber nur die, die uns gefallen, und sprenge dabei nicht den definierten Handlungsrahmen« (ebd., S. 39).

Ängste vor ihren eigenen aggressiven, wilden Strebungen spielten dabei eine besondere Rolle:

> »Vielleicht wäre mir meine Wildheit auch zunächst bei meinen Eltern gestattet gewesen, aber nach und nach erwarteten

> sie von mir ein sanftes, weibliches Verhalten, das ich, so gut ich konnte, in meinem äußeren Dasein zu erfüllen versuchte« (ebd., S. 41).

Ferner stellt sie ausführlich dar, wie sie ihren Körper dazu verwendete, ihr inneres Erleben und damit verbundene unerträgliche Gefühle zu kontrollieren:

> »In meinem Körper erlebe ich Herrschaft und Macht. Es befriedigt mich zutiefst, durch einfaches Hungern meinen Körper zu kontrollieren, zu sehen, wie er auf Nahrungsentzug reagiert und dabei trotzdem den Anforderungen des weiblichen Schönheitsideals genügt [...]. Ich habe keine Gefühle mehr, endlich ist Ruhe, ich kann mich hochgradig auf meine schulischen Leistungen konzentrieren, mein Körper wird zu einer Trutzburg, in der ich allein meine Gesetze mache« (ebd., S. 44).
>
> »Jeder Bissen zu viel hätte die einzige Region, die ich kontrollieren konnte, gefährdet« (ebd., S. 46).

Hinter dem individuellen, aber auch gesellschaftlichen Streben nach Dünnsein könnte ein angepasster Emanzipationsversuch stehen, denn der Körper der Frau ist nicht mehr Ausdruck der Stärke und des Reichtums eines (männlichen) Anderen, der sie versorgt. Für diese These spricht nach Bridget Dolan (1996), dass das Ideal, schlank zu sein, in die Zeit der Frauenemanzipation sowie der sexuellen und politischen Befreiung fällt.

Wissenschaftliche Untersuchungen, die sich mit Menstruation, weiblicher Ejakulation und mit den äußeren weiblichen Genitalien beschäftigen (Plan International, 2021; Haerdle, 2020; Kreklau et al., 2018) zeigen, dass weibliche Körper und dessen Funktionen im gesellschaftlichen Diskurs nach wie vor tabuisiert werden und Unwissenheit in Bezug auf diese besteht. Das Sichtbarwerden weiblicher Körperfunktionen und Sexualität kann bei vielen Frauen Schamgefühle hervorrufen. So wurde in einer Dokumentation des Fernsehsenders 3sat[3] (unter Bezugnahme auf Kreklau et al.,

3 Dismer, D. (2022). Vulva und Vagina – Neue Einblicke in die weibliche Lust. [Dokumentation 3sat]. https://www.3sat.de/wissen/wissenschaftsdoku/vulva-und-vagina-neue-einblicke-in-die-weibliche-lust-100.html (25.08.2022).

2018) gezeigt, dass weniger als 30 Prozent der Frauen wissen, was mit einer Vulva gemeint ist. Beschreibungen wie »Scheide« oder »Vagina« oder »da unten« werden verwendet und vermitteln ein unspezifisches und flüchtiges Bild des weiblichen Genitals.

Die von den Untersuchungen gezeigten gesellschaftlich vorhandenen Blickwinkel auf Weiblichkeit und weibliche Körper lassen das Bild eines dünnen, kindlichen weiblichen Körpers mit einer schambesetzten sowie tabuisierten Menstruation und damit verbundenen schambesetzten Fruchtbarkeit erkennen – so wie es die Anorektikerinnen erfolgreich anstreben, während die Bulimikerinnen dabei immer wieder ihr Scheitern erleben. Wenn die Anorektikerinnen durch ihr Hungern erfolgreich ihren Menstruationszyklus stören, so kann dies auch als Rebellion gegen die mit ihrer Weiblichkeit verbundenen Erwartungen verstanden werden.

Aus eigener Betroffenheit beschreibt Ursula Wald (2000) diese Rückwärtsbewegung hin zu einem kindlichen Körper als vergeblichen Versuch der Teilhabe an einem familiären Leben und als Hoffnung, die Anerkennung ihrer Eltern zu erhalten und in deren »Hauptaugenmerk« zu gelangen. So beginnt sie bereits im Alter von neun Jahren, die ihrem Körper zugefügte Nahrung auf Babybrei zu beschränken: »[…] in meiner Phantasie liege ich in einer Wanne voller Babybrei und fühle mich beschützt und wohl« (ebd., S. 42). Sinnlichkeit und das damit verbundene Erleben von Genuss und Vergnügen erlebt sie, wie auch später ihre Sexualität, als massive Bedrohung, die kontrolliert werden muss. Diese verinnerlichte Bedrohung äußert sich in einer verachtenden Haltung anderen Menschen gegenüber, wodurch die Betroffene in einer pseudounabhängigen, fantasiert überlegenen Position bleibt und massive, überwältigende, ohnmächtige Gefühle für den Moment abgewehrt werden können: »Ich lehne sinnliche Genüsse ab und verachte Menschen, die sich in meinen Augen ›gehen lassen‹. Sinnlichkeit und Sexualität begreife ich als unkontrollierbare Räume, als gierigen Rachen, in dem ich unterzugehen drohe« (ebd., S. 44). Das regressive, aber auch teilweise narzisstisch-destruktive Moment der Essstörung zeigt sich anhand dieser Beispiele deutlich.

Die postmoderne Gesellschaft ist geprägt von widersprüchlichen Identitätsentwürfen, die einem ständigen Wandel unterliegen. Insbesondere für Frauen haben sich die Lebensbedingungen in den letzten Jahren stark verändert und damit verknüpft auch die Bedingungen, wie sie im gesellschaftlichen Kontext ihre Identität aushandeln. Die Lebensentwürfe von Frauen sind dabei mit neuen Herausforderungen und Anforderungen verbunden, die unmittelbar die Frage der Identität miteinschließen – also des stabilen und auch des dynamischen Identitätsanteils (Erikson, 1973). Frauen sind einerseits Teil einer postmodernen Gesellschaft, die eine Vielzahl von möglichen Lebensentwürfen und veränderten familiären sowie beruflichen Lebensformen einschließt, anderseits sehen sie sich mit traditionellen Rollenbildern konfrontiert.

Die subtilen oder offenen Rollenzuschreibungen von Weiblichkeit und weiblichen Körpern verfestigen dabei heteronormative Weiblichkeitsbilder und Stereotype. Auch der Körper ist in postmodernen Zeiten geprägt von Widersprüchen. Er steht für Freiheit sowie Gestaltungsspielraum und gleichzeitig hat die Bedeutung des Körpers in postmodernen Kulturen an Bedeutung gewonnen. Es besteht demnach eine ausgeprägte Differenz zwischen den postmodernen Auflösungstendenzen sowie Pluralität und den bestehenden traditionellen Vorstellungen, die an Frauen gerichtet werden.

Sicherlich hat sich die Rolle der Frau in Bezug auf ihre Wahlmöglichkeiten, den Anspruch auf ihren Körper sowie auf eine eigene Sexualität in westlichen Ländern in den letzten Jahren deutlich verbessert. So ist es nicht mehr vorstellbar, dass Frauen, um einen Führerschein zu machen, einen Mann um Erlaubnis fragen müssen. Gleichzeitig werden Frauenrechte auch in unserem Kulturkreis immer wieder beschnitten. Ein Beispiel dafür ist das Abtreibungsverbot in den USA und Polen und auch in Deutschland bleibt ein selbstbestimmter Schwangerschaftsabbruch für Frauen immer noch rechtswidrig. Frauen sind also nach wie vor in ihrer freiheitlichen Entfaltung und Identitätsentwicklung bedroht.

Der Angriff auf lustvolle, fruchtbare und damit wachstumsbringende Weiblichkeit ist somit nicht nur ein Teil der Pathologie essgestörter Patientinnen, sondern ein gesellschaftlich-strukturelles Phänomen, das sich als Widersprüchlichkeit im Individuum abbildet.

Weiblichkeitsbilder: Kindliche und adoleszente Beziehungserfahrungen

Zunächst einmal ist der menschliche Säugling auf die kontinuierliche und beständige Fürsorge sowie Zuwendung mindestens einer anderen Person angewiesen. Er verfügt noch nicht über grundlegende Fähigkeiten, um sein Leben allein bewältigen zu können. Die Bezugsperson *hält* dabei den Säugling in einer von ihr erzeugten Umwelt, die seine Entwicklung unterstützt, und erschafft so eine »Kontinuität des Seins« (Winnicott, 2020). Christopher Bollas beschreibt die frühe Situation wie folgt: »Mutter und Kind treten in einen privaten Diskurs ein, den nur sie entfalten können, und die Sprache ihrer Beziehung ist das Idiom von Gesten, Blicken und intersubjektiven Äußerungen« (Bollas, 2020, S. 25). Die Bezugsperson hat die Fähigkeit, das Sein des Säuglings zu *verwandeln*, und das tut sie wahrhaftig, indem sie auf die Bedürfnisse und Gefühle des Kindes reagiert. Sie hat also die Fähigkeit, als *Verwandlerin* der Umwelt und des Körpers des Säuglings zu fungieren (ebd.). Die emotionale Einstellung gegenüber dem Kind und seinem Körper ist dabei bedeutsam und wird von diesem in sein Erleben und seine bewussten und unbewussten Fantasien integriert. Der Körper fließt folglich in ein komplexes Beziehungsgefüge ein und ist ein wesentlicher Teil dessen.

Die Bildung von Identitätsentwürfen setzt schon in früher Kindheit die Wechselwirkung zwischen Innen und Außen voraus und schließt sowohl die psychosexuelle Entwicklung, den Körper, soziokulturelle Einflüsse und Beziehungserfahrungen mit ein. Der bedeutsame Zusammenhang zwischen Psyche und Körper ist auch von Sigmund Freud beschrieben worden: »Der eigene Körper und vor allem die Oberfläche desselben ist ein Ort, von dem gleichzeitig äußere und innere Wahrnehmungen ausgehen können« (Freud, 1923b, S. 235); im Verlauf seiner Überlegungen kommt er zu der Schlussfolgerung: »Das Ich ist vor allem ein körperliches« (ebd.).

Die Bezugsperson wird entsprechend eigener soziokultureller Prägung von Weiblichkeitsbildern auf das Kind und dessen Körper reagieren. Die soziokulturelle Prägung geht demnach zunächst von der Bezugsperson aus und greift zunehmend in die psychosexuelle Entwicklung ein. Diese Schlussfolgerung führt uns dazu, dass die Bezugspersonen, auch bei einer »gesunden« Entwicklung des Kindes, aufgrund eigener Beziehungserfahrungen und ihrer Sozialisation, mit einem unbewussten Tabu in Bezug auf lustvolle, triebhafte Weiblichkeit und die weibliche Körperlichkeit auf das Kind reagiert. Dabei werden »im Anblick des Genitales der Tochter« Erfahrungen aus der eigenen Kindheit und Entwicklung (zur Frau) aktualisiert (Schulte & Böhme-Bloem, 1990, S. 68).

Die Bezugspersonen werden wahrscheinlich weniger bestärkend, lustvoll und spiegelnd reagieren, wenn das Mädchen beispielsweise seine Vulva berührt oder sich »wild« verhält. Eine Bezugsperson, die selbst keine, wenige oder flüchtige Worte für die weiblichen Genitalien hat oder weibliche Körperlichkeit mit (unbewussten) Scham- oder Schuldgefühlen besetzt, wird auch ihrem kleinen Mädchen schwerer helfen können, Symbolisierungen für ihre (weibliche) Lust zu finden. Dabei ist das Versprachlichen ein wichtiges Moment für die Differenzierung des Selbst. Entsprechend unterstreicht Christopher Bollas die Bedeutsamkeit der Entdeckung des Worts, denn Worte dienen nach Bollas dazu, dass das Selbst Sprache werden kann, und so steuert das »In-Worte-Fassen die Stimmungen des Selbst« (Bollas, 2020, S. 47); später ergänzt er: »In gewissem Sinne lernen wir die Grammatik unseres Seins, ehe wir die Regeln unserer Sprache begreifen« (ebd., S. 48).

Bemerkt das Kind, dass die Bezugsperson entsprechend eines Tabus auf körpersprachliche Dialoge reagiert, wird es unbewusst auf das elterliche Tabu reagieren und sich mit den konflikthaften Anteilen der Eltern und den elterlichen Schamgefühlen identifizieren. So gelingt es dem Kind, bestimmte Wünsche und Strebungen aus der Beziehung und Kommunikation zu seinen Eltern auszuklammern, wodurch es die Beziehung sichert. Wolfgang Loch (1968) beschreibt ausführlich, wie eine partielle Identifikation mit den von der Mutter tabuisierten Anteilen als eine Ersatzfunktion fungiert. Die Identifikationen erfolgen anstelle einer tabuisierten Befriedigung und haben somit eine Abwehrfunktion, »d. h. sie erlauben eine Fortsetzung des Lebens ohne das bisherige Objekt, genauer, ohne denjenigen triebhaft-affektiv gesteuerten Objektbezug, der durch das Tabu von der Verwirklichung ausgeschlossen wurde und dessen äußerer oder innerer (durch Besetzungsabzug bewirkter) Verlust nunmehr durch die Identifikation kompensiert wird« (Loch, 1968, S. 275).

In ihrer Schrift »Zur Theorie von Angst und Schuldgefühl« beschreibt Melanie Klein die Bedeutung der Entfaltung des Selbst und der Identitätsentwicklung. Demnach ist es wichtig, dass das Kind seine libidinösen, triebhaften und narzisstischen Wünsche ausreichend befriedigen kann. Eine durch das Tabu gesteuerte Reaktion der Mutter auf das Mädchen führt dazu, dass die Mutter sich in diesem Moment nicht genügend gut in ihr Kind hineinversetzen kann sowie dass das Mädchen sie in eben diesem Augenblick als versagend und abwesend erlebt, denn unbefriedigte libidinöse Erregung verwandelt sich im Kind in Angst (vgl. Klein, 1983 [1962], S. 164–186). Wiederholtes Versagen der Mutter, wenn sich das Kind in seinen Bedürfnissen anders als die Mutter zeigt, lässt im Kind Gefühle des Nicht-geliebt-Werdens entstehen. Durch die Identifikation mit den mütterlichen Anteilen werden unerträgliche Gefühle des Nicht-geliebt-Werdens sowie der Ohnmacht abgewehrt; gleichzeitig schränkt diese Identifikation die Individuationsbedürfnisse des Kindes ein (vgl. Müller-Pozzi, 1985).

Diese Form einschränkender Erfahrungen lassen sich nicht nur für die frühe Situation ausmachen, denn auch wenn sich Mädchen im weiteren Entwicklungsverlauf zunehmend der Außenwelt zuwenden, werden sie die Erfahrung machen, dass im Sinne einer tabuisierten Weiblichkeit sowie aufgrund von Stigmatisierung auf sie reagiert wird. Das Mädchen erhält zwar andere, sich von seinen bisherigen Beziehungserfahrungen unterscheidende, entwicklungsfördernde Kompetenzen, aber zur gänzlichen Überwindung des beschriebenen Tabus werden auch Dritte sie nicht unterstützen können, denn auch diese werden mit *ihrer* Sozialisation und *ihren* Beziehungserfahrungen auf das Mädchen reagieren. Das Mädchen wird also tendenziell weiter ihre Lebenspotenz in Bezug auf ihre lustvolle, leiblich-sinnliche Weiblichkeit einschränken und ihren erwachsenen, weiblichen Körper nicht gänzlich mit entsprechenden Begriffen und Symbolisierungen besetzten können oder diesen sogar angreifen müssen. Die Loslösung von den primären Bezugspersonen bedeutet folglich für das Mädchen den Gang in eine kulturelle Welt, die von weiblichen Stereotypen und Tabus geprägt ist. Denn wie bereits beschrieben, sind menschliche Körperzonen tabuisiert, die spezifisch weiblich sind und die mit weiblicher Körperlichkeit, mit Lust, Begehren und Potenz assoziiert werden können.

Für die Entwicklung des Mädchens zur Frau erscheint es erheblich, inwieweit sich die Bezugspersonen ihrer eigenen verinnerlichten tabuisierten Repräsentanzen weiblicher Lust und Körperlichkeit bewusst werden und emotional besetzen können. In der Folge könnten sie ihrem Kind zunehmend zugestehen, sich sinnlicher und lustvoller dem eigenen Körper und der eigenen Individualität zuzuwenden und stolz darauf zu sein. Das würde auch die eigene Identität unabhängiger von bestimmten Geschlechtszuschreibungen mit einschließen und erleichtern, damit verbundene Erwartungen aushandeln zu können. Denn wenn das Identitätskonzept stabiler ist, fällt es leichter, einen Platz in einer postmodernen Gesellschaft zu finden, die von Fragmentierung und Pluralität geprägt ist.

Abhängig davon, wie stark versagend die heranreifende Frau – *das Mädchen* – ihre Eltern erlebt, kann dies zu einer globalen Identifikation führen, »genauer: zu einer undifferenzierten, pathologischen Identifizierung mit den frustrierenden Aspekten der Mutter, und das kommt einer Unterwerfung des Kindes unter die Bedürfnisse der Mutter gleich. Die absolute Notwendigkeit, die Versagungssituation mit der präödipalen Mutter zu vermeiden und die Liebe der Mutter nicht zu verlieren, hindert das Kind an einer wirklichen Individuation und erschwert den Aufbau einer befriedigenden Objektbeziehung zur Mutter als ganzem Objekt. Diese Abwehr durch Identifizierung steht dem Kind aber nur offen, wenn die Trennung von der Mutter und die Beziehung zu ihr zumindest soweit gesichert sind, daß eine derart frühe Identifikation mit ihr nicht in eine ›primäre Identifikation‹, in eine Wiederverschmelzung von Selbst- und Objektrepräsentanzen einzumünden droht, sondern wirklich den Charakter einer ›Identifikation als Veränderung der Selbstrepräsentanz nach dem Vorbild einer Objektrepräsentanz‹ bewahrt« (Müller-Pozzi, 1985, S. 885).

Bei Patientinnen mit Essstörungen kann nach unserer Ansicht bei schweren Krankheitsbildern davon ausgegangen werden, dass die Identifikation mit dem primären Objekt wesentlich umfassender erfolgt. Wenn sich das Kind in seinen Bedürfnissen nicht gesehen fühlt und sich immer wieder selbst als Enttäuschung erlebt, wird sich dies negativ auf sein Körperbild und Körpererleben auswirken. Im Entwicklungsverlauf wird die heranwachsende Frau, wie ihre Mutter vorher, mit Abwertung und Angriff auf ihre lustvollen Strebungen reagieren. Eine Patientin kommentierte ihr defizitäres Selbsterleben einmal folgendermaßen: »Es ist so, als wollte ich eine Rechenprozedur in einem Rechengerät vollziehen und bei dem Versuch erscheint dann einfach nur das Wort Error.«

Im Erleben des Mädchens kommt es zu einer schwierigen Spannung: Einerseits will es mit seiner Mutter identifiziert und mit ihr verbunden bleiben, andererseits strebt es mit seinen eigenen Bedürfnissen und lustvollen Neigungen von ihr weg. Gesunde Entwicklungen, in denen frühe und späte Triangulierung (Abelin, 1975) stattfinden können, erlauben eine solche Entwicklung zwar nicht spannungsfrei, aber gefährden insgesamt nicht eine wachstumsbringende, gesunde Entwicklung. So gesehen bleibt die essgestörte Patientin umfassend mit ihren frühen Objekten verbunden und schützt auf diesem Weg die (innere) Beziehung zu diesen. Der absolute Verzicht auf Freude und (orale) Befriedigung, wie es sich bei einer anorektischen Patientin darstellt, bindet die Aggressionen und wendet sie gegen das eigene Selbst.

Der narzisstische Rückzug und die damit verbundene Größenfantasie, nichts Lebenspendendes vom Außen zu brauchen, ist also ein verzweifelter Versuch, innerlich mit dem Objekt in Verbindung und somit (psychisch) am Leben zu bleiben. Bei der Bulimie aktualisiert die Nahrungsaufnahme eine Angst, sich zu viel genommen zu haben und dafür den Beziehungsabbruch fürchten zu müssen; in der Perspektive einer ich-strukturellen Pathologie könnte es ferner der hilflose Versuch sein, wesentliche Defekte des Selbst durch externe Ersatzobjekte zu »stopfen«.

An dieser Stelle taucht die Frage auf, warum Essstörungen vor allem in der Adoleszenz auftreten. Die postmoderne Entwicklung ist – wie bereits beschrieben – dadurch gekennzeichnet, dass größere Freiheiten erobert wurden, die in der vorangehenden Generation noch nicht erlaubt waren. Es entspricht qualitativ dem Vorgang, dass wir als »heiße« Kultur über die Traditionen der Vorgängergeneration hinausgehen müssen, um den gesellschaftlichen und individuellen Fortschritt zu ermöglichen. In sogenannten kalten Kulturen lebt jede Generation, die folgt, wie jene, die ihr vorausgegangen ist.

Die heranwachsende Frau sieht sich nun einer Gesellschaft gegenüber, die von Widersprüchen und Pluralität geprägt ist, und von Freiheiten, die den elterlichen, unbewusst vermittelten Traditionen teilweise widersprechen können. Die bereits früher in der Entwicklungsgeschichte verinnerlichten entsexualisierten, tabuisierten Körper- und Weiblichkeitsbilder treffen auf eine postmoderne Gesellschaft, die zum einen in einem Widerspruch zu den verinnerlichten Bildern steht und zum anderen diese reproduzieren. Der Rückgriff auf eine essgestörte Pathologie kann dabei helfen, kontrollierbare Klarheit in postmodernen Gesellschaften zu erhalten, und somit ein verzweifelter Versuch sein, eine Struktur, Orientierung und Identität herzustellen. Die Ausdrucksform der jungen, essgestörten Frau wirkt paradox: Einerseits versucht sie, dass gesellschaftliche Schlankheitsideal zu erfüllen; andererseits verwandelt sich genau dieser Vorgang in eine Art Rebellion durch Überanpassung.

Gibt es eine Veränderungsperspektive der kulturgeprägten Weiblichkeit?

Psychische Prozesse, die Erfahrungen, Emotionen und Überzeugungen beinhalten, können sich transgenerational von der einen auf die andere Generation fortsetzen. Das ist auch nicht zwangsläufig ein Nachteil, sondern kann eine Ressource für die persönliche Entwicklung sowie den gesellschaftlichen Wandel sein, denn ansonsten müsste jeder Mensch »seine Einstellung zum Leben neu erwerben, so gäbe es […] keinen Fortschritt und so gut wie keine Entwicklung« (Freud, 1913, S. 138). Christopher Bollas (2020) spricht von einem »ererbten Wesen«, das es uns erst ermöglicht, dass wir uns an uns selbst wie an einen anderen wenden können, und dadurch fähig sind, in einen beruhigenden inneren Dialog mit uns zu treten. Verinnerlichungsprozesse stellen also eine erhebliche Ressource unseres Seins dar und machen uns erst zu dem, was wir sind. Wie wir uns gegenüber uns selbst verhalten ist also ein Zeugnis unserer frühen Beziehungserfahrungen und damit sicherlich auch ein Erbe und Ausdruck unserer

Kultur. Identifikationsprozesse haben demnach sowohl einen entwicklungsfördernden als auch einen entwicklungshemmenden, abwehrenden Charakter (Loch, 1968).

In Bezug auf die Weitergabe von Geschlechterstereotypen und damit verbundenen Tabus halten wir es für unausweichlich, strikte Geschlechtergrenzen zu hinterfragen, um so Stigmatisierungen und Tabuisierungen zu reduzieren. Jedoch möchten wir zu bedenken geben, dass ein bloßer Verzicht auf Begriffe wie »weiblich« und »männlich« dem Versuch einer magischen Heilung gleichkommen könnte. Es wäre womöglich die Illusion einer Heilung von der Ohnmacht, den Scham- und Schuldgefühlen, die mit der Tabuisierung von Weiblichkeitsaspekten und einer fortwährenden Stigmatisierung von Frauen einhergehen. Ein rein äußerer (Los-)Lösungsversuch kann jedoch dauerhaft nicht gelingen, wenn ihm vorher nicht genügend innere Arbeit und Auseinandersetzung vorangegangen ist. Ein Kind, das plötzlich von der Bezugsperson wegrennt, wird dadurch innerlich nicht unabhängiger von ihr werden, sie nicht weniger brauchen. Eine anorektische Patientin wird durch die an ihrem Körper inszenierte Rebellion gegen alles Lustvolle und Lebensspendende, ihre Ängste um Autonomie und Abhängigkeit nicht überwinden können, sondern sie bleibt in ihnen auf eine zerstörerische Art und Weise gefangen.
In Bezug auf Weiblichkeit spricht einiges dafür, dass emotionale Auseinandersetzungsprozesse eines gesellschaftlichen und symbolischen Raums bedürfen, welcher den Diskurs über das tabuisierte Unbehagen an leiblicher und sinnlicher Weiblichkeit einschließt. Menschen mit Essstörungen erscheinen dabei als Symptomträger für ein Ungleichgewicht in unserem System, das so vermeintlich stabilisiert wird. Denn die Verortung eines bestehenden Konflikts im (essgestörten) Individuum bedeutet automatisch eine Entlastung für die Gesellschaft und ihre Mitglieder.

Ferner bedeutet die Aufgabe eines Tabus, die Anerkennung eines ursprünglich als »heilig, geweiht« und gleichsam »gefährlich, verboten, unrein« Gesehenen als etwas Gewöhnliches. Der polynesischen Wortherkunft folgend ist das Gegenstück von Tabu »gewöhnlich« (Freud, 1913). Das Bild von sich und anderen als gewöhnlich stellt das Individuum gerade in einer hoch optimierten Gesellschaft, in welcher der Mensch in einer Illusion ständiger Verfügbarkeit, Erreichbarkeit und Veränderbarkeit des

Selbst lebt, vor große Herausforderungen. Denn ein Tabu schützt uns vor der Anerkennung der Realität, dass wir alle auf die Liebe eines anderen angewiesen sind; es schützt uns davor, unser Selbst in seinen Ambivalenzen, in seiner Endlichkeit und seiner Gewöhnlichkeit anzuerkennen.

Die Beschäftigung mit Essstörungen führt uns demnach nicht nur zu einem individuellen Diskurs über die einzelnen Lebensgeschichten der Betroffenen, der ein erheblicher Bestandteil der psychotherapeutischen Behandlung ist, sondern sie führt uns hinein in eine Welt, in der Frauen und Frauenkörper nach wie vor in ihrer Selbstbestimmung eingeschränkt sind. Doch mit Stigmatisierungen von Weiblichkeitsbildern schränken wir nicht nur gesellschaftliche Diversität ein, sondern auch die Vielfalt in uns. Für unsere klinische Arbeit, insbesondere mit Patientinnen, die an Essstörungen leiden, sollten wir unsere verinnerlichten tabuisierten Weiblichkeitsbilder hinterfragen und bedenken, wann wir selbst zurückschrecken, strafend reagieren oder Scham- und Schuldgefühle in uns aufsteigen, wenn uns unsere Patientinnen in *ihrer* Weiblichkeit entgegentreten. Aus dieser Perspektive werden Weiblichkeitsbilder nicht ausschließlich der postmodernen Kultur und ihren Vereinbarungsansprüchen unterworfen, sondern es wird die Selbstbestimmung der Patientinnen in Bezug auf ihre Identitätsentwicklung gestärkt. Dabei gilt ferner, nicht ausschließlich bestimmte weibliche Identitätsentwürfe als fortschrittliche Entwicklung zu klassifizieren. So kann es gelingen, Betroffenen dabei zu helfen, ihren Weg in eine lustvolle, leibliche und weibliche Potenz zu finden.

Es ist für Betroffene von Essstörungen bedeutsam, dass sie sich in einem geschützten therapeutischen Rahmen entdecken, ausdrücken und beleben können. Ursula Wald (2000) beschreibt diese für sie signifikante Erfahrung in ihrem persönlichen therapeutischen Prozess mit ihrer Psychotherapeutin wie folgt: »Sie lebt mir vor – zumindest so, wie ich sie in den Sitzungen wahrnehme –, daß ich meine Weiblichkeit zum Ausdruck bringen darf, in all ihren Facetten und Erscheinungsformen, daß ich Spaß an meiner Person haben kann und darf. In einigen Facetten entspricht meine Therapeutin meinem Ideal von Weiblichkeit, in einigen wieder nicht. Stück für Stück setzte ich dies alles in Widerspiegelung mit mir selbst zu dem Bild ›Mensch‹ zusammen« (ebd., S. 48).

Psychotherapeutische Praxis

Vor und während der Psychotherapie: Medizinische Aspekte im Blick behalten

Symptome und Komplikationen bei psychogenen Essstörungen, die hausärztlich oder zahnärztlich auffallen, sind in erster Linie Folge des veränderten Ess- und Bewegungsverhaltens der betroffenen Patientinnen. Zusätzlich nehmen essgestörte Frauen häufig auch Medikamente ein, die sich auf den Energieverbrauch, die Nahrungsverwertung und die natürliche Fettabspeicherung des Körpers auswirken (Schilddrüsenhormone, Abführmittel oder sogar Entwässerungsmittel etc.). Der Konsum von Alkohol oder (illegalen) psychogenen Drogen muss aber – wie bereits erwähnt – davon unterschieden werden, weil diese nicht primär zur Essstörungspathologie gehören, sondern etwa zu einer begleitenden Persönlichkeitsstörung gehören können (Komorbidität). Vor allem bei der Anorexia nervosa, aber auch bei den anderen beiden Essstörungen, müssen manchmal zunächst medizinische Komplikationen beseitigt werden, damit körperlich ein Zustand bei den Betroffenen erreicht wird, in dem sie psychotherapiefähig sind.

Je niedriger etwa das Gewicht bei anorektischen Patientinnen ist, desto größer ist – physisch bedingt – der Verlust an kognitiven Funktionen, welche die Selbstwahrnehmung, aber auch eine gefühlssichere Wahrnehmung der Selbstgefährdung im Besonderen betreffen. Ein Körpergewicht mit einem Body Mass Index unter 13 kg/m^2 ist zum Beispiel ein wichtiger Prädiktor für Mortalität im Krankheitsverlauf. Unter solchen Bedingungen muss zunächst die medizinische Betreuung stärker im Vordergrund stehen statt psychotherapeutischer Bemühungen. Das bedeutet, dass die Patientin auch körperlich in einem sicheren Status sein muss, der es erlaubt, seelische Belastungen – auch im Rahmen einer Psychotherapie – aushalten und damit umgehen zu können.

Bei Bulimikerinnen etwa, deren Tagesverlauf überwiegend durch die Abwechslung von Essattacken und Erbrechen gekennzeichnet ist, muss dieser Zyklus zunächst durchbrochen werden, bevor verbale oder erlebnisorientierte psychotherapeutische Interventionen aussichtsreich sind. Das gilt für die stationäre genauso wie für ambulante Psychotherapie (zu körperlichen Komplikationen siehe ausführlich Köpp et al., 2004).

Medizinische Besonderheiten bei der Anorexia nervosa

Bei der Anorexia nervosa kommt es häufig zu einer Verschleierung des körperlichen Erscheinungsbildes durch füllige Kleidung. Auch die ausbleibende Menstruation kann regelmäßig dann nicht entdeckt werden, wenn die Patientinnen Kontrazeptiva einnehmen und die Hormon-Abbruchblutung als Menstruation verstehen. Reduzierte Nahrungszufuhr in Verbindung mit Appetitlosigkeit und Bewegungsdrang sind häufig. Bei der körperlichen Untersuchung gilt unabhängig von der Objektivierung am Körpermassenindex (Body Mass Index bzw. BMI): Wer sehr dünn aussieht, ist auch sehr dünn.

Bei der hausärztlichen körperlichen Untersuchung werden regelmäßig bzw. sehr häufig folgende Phänomene festgestellt: Abmagerung, trockene Haut, bläuliche Verfärbung und Abkühlung von Füßen und Händen, niedrige Körpertemperatur, verlangsamter Herzschlag und niedriger Blutdruck. Die meisten dieser körperlichen Veränderungen sind Energiesparmaßnahmen des Körpers. Sie wirken sich bei zusätzlichen Laboruntersuchungen oft auch in einer Erniedrigung der zyklusrelevanten Hormone und in einer Erniedrigung der Schilddrüsenhormone aus.

Medizinische Komplikationen der fortgeschrittenen Anorexia nervosa können Herzrhythmusstörungen sein, die manchmal zu plötzlichen Todesfällen führen. Wird neben der verringerten Nahrungszufuhr auch noch Erbrechen praktiziert, kann es zu schweren Störungen des Mineralhaushalts und zu Nierenschädigungen kommen. Vitamin- und Eisenmangel beeinträchtigen häufig die Blutbildung und die Immunkompetenz. Länger anhaltende Nahrungsrestriktion führt zu einer verlängerten Verweildauer von Nahrung im Magen und zu oft beklagter Obstipation. Außerdem kann es zu einer Verlangsamung der Darmbewegungen kommen, die gelegentlich sogar zum gefährlichen Darmstillstand führt (»paralytischer Ileus«).

Neurologisch lässt sich häufig eine Hirnatrophie und eine Erweiterung der Hirnventrikel beschreiben – Phänomene, die jedoch meistens reversibel sind. Bei vielen Anorektikerinnen kann nach längerer Krankheitsdauer auch eine Osteoporose nachgewiesen werden. Es ist jedoch nicht indiziert – anders als bei Frauen in der Postmenopause, die von Osteoporose bedroht sein können –, Östrogene zur Erhöhung der Knochendichte zu substituieren. Das passiert zwar immer wieder, führt aber bei Anorektikerinnen nicht zur Prävention der Osteoporose. Kontraindiziert ist auch eine Verordnung von Schilddrüsenhormonen, da bei länger bestehender Anorexie die reduzierte Schilddrüsenfunktion, wie erwähnt, ein Energiesparmechanismus ist, der durch die ärztlich angeordnete Schilddrüsenhormoneinnahme durchbrochen wird, was letztlich zusätzlich zur Stimulation der Gewichtsabnahme durch höheren Energieverbrauch führt.

Bei Anorektikerinnen mit extrem niedrigem Körpergewicht (BMI unter 14 kg/m^2) sollte die Wiedergewinnung eines gesunden Körpergewichts – in der Regel unter vollstationären Bedingungen – sehr vorsichtig erfolgen, weil bei zu rascher Gewichtszunahme das sogenannte »Refeeding-Syndrom« auftreten kann. Dabei handelt es sich um sehr unterschiedliche Symptome, die dadurch zustande kommen, dass der Körper der Betroffenen sich durch die lange andauernde »vita reducta« bzw. an die damit verbundene Stoffwechselumstellung gewöhnt hat; schon bei moderater Nahrungszufuhr können dadurch erhebliche Veränderungen im körperlichen Stoffwechselgleichgewicht und Wasserhaushalt auftreten: Es handelt sich dabei um Mineralstoffwechsel-veränderungen, die manchmal sogar zur Herzmuskelschwäche und Wasseransammlung im Körper führen.

Auch die sich verändernde hormonelle Situation kann durch die erhöhte Nahrungsaufnahme zu unerwarteten Störungen führen; zum Beispiel kann die Zufuhr von glukosehaltigen Nahrungsmitteln eine überschießende Insulinproduktion mit Blutzuckererniedrigung hervorrufen. Insgesamt scheint es daher sinnvoll, mit extrem untergewichtigen Patientinnen zwar eine sanfte Gewichtszunahme zu vereinbaren, aber kein definiertes wöchentliches Zielgewicht anzustreben. In solchen Fällen sollte die wöchentliche Gewichtszunahme 300 bis 500 g nicht überschreiten.

Schon in den 1990er Jahren waren psychoanalytisch orientierte Forscher zu dem Ergebnis gekommen, dass bei der Behandlung der Anorexia nervosa die Vorenthaltung symptomorientierter Therapieelemente »nicht mehr vertretbar« sei (Herzog, 2010). Außerdem stellten sie – ohne genuin psychoanalytische Arbeitshypothesen aufzugeben – die *Wechselwirkung* biologischer, genetischer (Schepank, 1991, 1992; Winchester & Collier, 2003) und psychodynamischer Aspekte ins Zentrum des Verständnisses und des therapeutischen Procederes. Strukturierende Maßnahmen wie Ernährungsberatung, Ernährungsverordnungen, Essprotokolle, Gewichtskontrollen etc. sind heute Bestandteil vieler stationärer und teilstationärer Therapiekonzepte – auch dann, wenn sie einen psychodynamischen Schwerpunkt haben.

Bei den biologischen Wechselwirkungen geht es zum einen darum, dass der fortgeschrittene Körperabbau bei der Anorexie nicht nur zur Reduktion des Fettgewebes führt, sondern mit der Zeit auch zum teilweise irreversiblen Abbau verschiedener Organe. Hier geht es mehr um die biologischen Folgen der gestörten Nahrungszufuhr.

Ein Aspekt biologisch-psychischer Wechselwirkung, der ausdrücklich nichts mit spezifisch genetischen Prädispositionen zu tun hat, ist folgender: Sowohl die psychobiologische Forschung (Glackin et al., 2021; Zeytinoglu et al., 2022) als auch die Entwicklung moderner Embodiment-Theorien (Böker, 2019; Leuzinger-Bohleber, 2015) zeigen, dass Traumatisierungen und die Befindlichkeit der fürsorgenden Mütter in der frühen Kindheit Auswirkungen auf die biologischen Funktionen von Babys und Kleinkindern haben. Es kann sogar bereits intrauterin zur vorzeitigen Aktivierung neurobiologischer Systeme kommen, die später für Emotions- und Stressregulation zuständig und vorschnell aktivierbar sind. Erin L. Glackin und ihre Arbeitsgruppe (2021) konnten sogar zeigen, dass die Kinder von Müttern, die in der Kindheit selbst traumatisiert wurden, eine Dysbalance des sympathischen und parasympathischen Nervensystems aufwiesen und im interaktiven Verhalten eine gestörte Emotionsregulation zeigten; darüber hinaus kommt es bei diesen Kindern häufig zu einer stark ausgeprägten Verlangsamung des Herzschlags bei der Einatmung (»respiratorische Sinus-Arrythmie«, RSA). Die aktuell vorliegenden Befunde belegen eindrucksvoll die Bedeutung des bio-psycho-sozialen Modells. Diese Perspektive ist für viele psychosomatische Krankheitsbilder sehr nützlich und eben auch auf die hier dargestellten Essstörungen anwendbar.

Genetische Untersuchungen sind zwar weiterhin in vollem Gange, werden aber mittelfristig wahrscheinlich keinen wesentlichen Beitrag für therapeutische Bemühungen bei der Behandlung der Anorexia nervosa leisten können. Sie sind aber bedeutungsvoll für das Verständnis des Bedingungsgefüges bei der Entstehung der Anorexie. So konnten Jessica H. Baker und Kollegen (2017) zeigen, dass Patientinnen mit Anorexia nervosa in mancher Hinsicht genetische Gemeinsamkeiten mit Menschen aufweisen, die unter verschiedenen anderen psychiatrischen Störungen leiden. Der bisherige Forschungsstand lässt aber insgesamt noch keine spezifischen Rückschlüsse auf die konkrete Wechselwirkung zwischen Umwelt und genetischen Anlagen zu, die auch für das therapeutische Procedere relevant werden könnten.

Da genetische Studien keine eindeutigen Zusammenhänge zwischen genetischen Konstellationen und Essstörungen erlauben, sind jene Studien mit eineiigen Zwillingspaaren, die getrennt aufgewachsen sind, aufschlussreicher im Hinblick auf einen möglichen Zusammenhang zwischen Anlagen und Essstörungen im späteren Leben. Aus unserer Sicht wird auch zukünftig nicht auf Zwillingsstudien verzichtet werden können, da es – zumindest ausweislich des gegenwärtigen Forschungsstands der Genetik 2023 – keine nachweisbare Spezifität der Genorte für eine umschriebene Krankheitsphänomenologie bei Essstörungen gibt; wie bereits erwähnt, finden sich gleiche genetische Veränderungen bei unterschiedlichen Krankheitsbildern. Wenn es also so ist, dass dieselben Genorte die Entstehung unterschiedlicher Störungen beim Menschen begünstigen können, ist es weiterhin wichtig, Zwillingsstudien – möglichst mit getrennt aufwachsenden Zwillingen – durchzuführen, um die Penetranz genetischer Befunde annäherungsweise einschätzen zu können. Da es keine 100-prozentige Penetranz bei genetischen Befunden im Hinblick auf später auftretende Essstörungen gibt, spielen hier – wie bereits erörtert –

epigenetische Aspekte die wichtigere Rolle im Hinblick darauf, ob genetische Anlagen zum Tragen kommen oder nicht. Eine hervorragende Übersicht zu diesem Thema findet sich bei Friederich und Kollegen (2020).

Bei einem Krankheitsbild mit so mannigfaltigen psychischen und biologischen Störungen wie der Anorexie stellt sich auch die Frage, inwieweit pharmakologische Behandlungsmöglichkeiten psychotherapeutische Bemühungen ergänzen könnten. Bis jetzt konnte allerdings keine pharmakologische Substanz gefunden werden, für die die Anorexia nervosa eine Indikation darstellt.

Die Verlaufsforschung zeigt seit über vierzig Jahren, dass die Anorexia nervosa für die medizinischen Gebiete der Psychiatrie und psychosomatischen Medizin jene Erkrankung ist, die neben den Suchterkrankungen trotz therapeutischer Bemühungen die höchste Mortalitätsrate aufweist. In einer sehr guten Zusammenschau dieser Studien bis 2015 konnten Stephan Zipfel und Kollegen (2015) zeigen, dass es bei knapp der Hälfte der an Anorexie Erkrankten innerhalb von fünf bis sechs Jahren zu einer vollständigen Remission kam und sich bei etwa einem Drittel das Krankheitsbild deutlich verbesserte. Beim Rest der Patientinnen kommt es zu einem chronischen Verlauf. Je nach posttherapeutischem Beobachtungszeitraum (zwischen einem Jahr und 21 Jahren) kommt es bei der Anorexie zu einer Mortalitätsrate von 5 bis 17 Prozent.

Aber auch der Begriff der »Remission« impliziert nicht unbedingt, dass alle Beschwerden bzw. Symptome völlig verschwunden sind: Eine Remission bedeutet lediglich, dass die Kriterien des in den Manualen definierten Krankheitsbildes nicht mehr *vollständig* erfüllt werden, jedoch teilweise in reduzierter Form weiterhin einschränkende Erlebnis- und Verhaltensweisen – »subklinische Restsymptome« – noch vorhanden sein können. Befragt man Frauen, die die manifeste Symptomatik ihrer Anorexia nervosa überwunden haben, so berichten viele von ihnen, dass es ihnen weiterhin schwerfällt, sich hinsichtlich ihres Essverhaltens und im Hinblick auf ihr körperliches Erscheinungsbild selbstsicher und unbefangen zu fühlen.

Ganz offenbar hängt der Verlauf aber auch von diagnostizierbarer Komorbidität ab. Nach Hans-Christoph Steinhausen und Kollegen (2021) haben über die Hälfte der Anorexie-Kranken eine weitere schwere psychiatrische Störung. Die Prognose verschlechtert sich auch dann, wenn das anorektische Krankheitsbild nicht ausschließlich durch restriktive Nahrungsaufnahme gekennzeichnet ist, sondern es sich um den sogenannten »Purging-Typ« (meist mit selbst induziertem Erbrechen) handelt.

Die meisten anorektisch bedingten Todesfälle ereignen sich nach Stephan Zipfel und Kollegen (2015, S. 59) innerhalb der ersten zehn Jahre nach Krankheitsbeginn und im Alter zwischen dem 20. und 40. Lebensjahr. Günstig für die Prognose sind ein früher Behandlungsbeginn, ein kurzer Krankheitsverlauf und stabile psychosoziale Verhältnisse.

Medizinische Besonderheiten bei der Bulimia nervosa

Neben den allgemeinen Prinzipien der Therapie von Essstörungen konzentrierten sich therapeutische Konzepte bei der Bulimie mit dem epidemiologisch verstärkten Auftreten des Krankheitsbildes vor allem auf den unabweisbaren Impulsdurchbruch. Da Vertreter behavioraler Therapiemethoden wie zum Beispiel der kognitiven Verhaltenstherapie oft eine rasche Symptombeseitigung versprechen (Legenbauer, 2015, S. 270), wird diese Methode oft auch von ärztlicher Seite empfohlen. Obwohl vor allem der psychoanalytische und selbstpsychologische Ansatz schon früh zu einer Erweiterung des therapeutisch handlungsanleitendenden Verständnisses eines gestörten Körpererlebens bei Bulimikerinnen geführt hatte, erschien vielen ärztlich und psychotherapeutisch Tätigen die rasche Beseitigung schädlicher Verhaltensweisen wichtiger als die persistierenden schweren intrapsychischen Beschränkungen der Betroffenen.

Die Erkenntnis, dass die Bulimia nervosa häufig mit einer depressiven Störung einhergeht, führte dazu, dass mittlerweile die meisten antidepressiven Substanzgruppen für die Behandlung der Bulimia nervosa untersucht sind. Im Gegensatz zur Anorexia nervosa gibt es demnach bei der Bulimia nervosa vage Hinweise dafür, dass eine pharmakologische Behandlung wirksam sein könnte.

Vor allem Fluoxetin schien in den Studien der 1990er Jahre einer Placebobehandlung deutlich überlegen zu sein (Goldbloom et al., 1997; Goldstein et al., 1999). Es war aber bereits damals klar, dass die Bulimia nervosa durch eine antidepressiv wirksame tägliche Dosis von üblicherweise 20 mg nicht wesentlich beeinflusst würde, sondern dass erst bei der Tageshöchstdosis von 60 mg mit einer eventuellen Abnahme der Essattacken gerechnet werden konnte. Das Ergebnis einer randomisierten, placebokontrollierten Studie zeigte dann allerdings, dass bei gleichzeitiger kognitiver Verhaltenstherapie der zusätzliche Nutzen einer medikamentösen Intervention mit Fluoxetin nur sehr gering ausfällt (Walsh et al., 1997). Mittlerweile sind zahlreiche Studien zur Wirksamkeit dieser Substanz durchgeführt worden. Vorsichtig formuliert kann man sagen, dass eine positive Auswirkung auf die Bulimie – auch in multizentrischen, multinationalen Studien – allenfalls widersprüchlich, wenn nicht klinisch irrelevant ist. Wir raten daher – schon wegen der nicht seltenen Nebenwirkungen – davon ab, diese Substanz begleitend zur Psychotherapie der Bulimie und schon gar nicht alternativ dazu einzusetzen, wenn nicht die medikamentöse Behandlung einer komorbiden Depression in Betracht kommt.

Bei normalgewichtigen Bulimikerinnen tritt häufig ein unregelmäßiger Menstruationszyklus auf, ohne dass er – wie bei der Anorexie – ganz zum Erliegen kommt. Die Betroffenen klagen oft über ein Schwächegefühl, das durch jene Bemühungen zustande kommt, die zwischen den Heißhungerattacken mit Nahrungsrestriktionen einhergehen. Wenn Heißhungerattacken unter Verwendung von zuckerhaltigen Nahrungsstoffen stattfinden, ist oft zu beobachten, dass die vermehrte Zufuhr von Zucker eine gesteigerte Insulinausschüttung provoziert, die wiederum Heißhunger nach Süßigkeiten auslöst.

Der oft beschriebene sogenannte Jojo-Effekt meint den Umstand, dass nach erfolgter Fastenbemühung mit Gewichtsverlust ein hochgradig gesteigerter Heißhunger auftritt, der wieder zu einer Gewichtserhöhung führt, sodass das dann erreichte Körpergewicht sogar über dem Ausgangsgewicht liegen kann.

Die Schwierigkeit mit Bulimie-Patientinnen, die gleichzeitig unter einem insulinpflichtigen Diabetes mellitus leiden, liegt vor allem darin, dass diese Frauen nicht unbedingt erbrechen müssen, um eine Gewichtszunahme zu vermeiden; indem sie parallel zum Essen die notwendige Applikation von Insulin unterlassen, steigt der Blutzucker an und wird unverstoffwechselt über die Nieren ausgeschieden. Das kann zu einer schweren, manchmal dialysepflichtigen Nierenzerstörung führen. Eine weitere Nierenschädigung (»Hypokaliämische Nephropathie«) kann nach häufigem Erbrechen auftreten, indem über die Nieren vermehrt Kalium ausgeschieden wird, um den Säure-Basen-Haushalt des Körpers nach Salzsäureverlust wiederherzustellen. Ähnliche Phänomene können durch die Anwendung von Entwässerungsmitteln hervorgerufen werden.

Zahnärztlich fallen Bulimikerinnen mit praktiziertem postprandialem Erbrechen oft dadurch auf, dass sie schwere, säurebedingte Schmelzschädigungen an den Zähnen und oft auch säurebedingt Entzündungen des Rachens und des Zahnfleisches aufweisen.

Insgesamt sind die medizinischen Komplikationen bei der Bulimia nervosa zwar weniger schwer als bei der Anorexia nervosa, doch kann es auch hier in seltenen Fällen zu lebensbedrohlichen Komplikationen kommen: Medizinisch werden vereinzelt Magenlähmungen beobachtet, die zum Magendurchbruch führen können. In Rettungsstellen von Kliniken tauchten vereinzelt Bulimikerinnen auf, die nicht mehr erbrechen konnten, weil die Kompression der Speiseröhre durch die Magenfüllung mit Nahrung so ausgeprägt war, dass Erbrechen unmöglich wurde. Hier musste gastroskopisch interveniert werden. Eine andere von uns behandelte Patientin benutzte einen Löffel zur Reizung ihres Rachens, um damit Erbrechen zu provozieren. Diesen Löffel verschluckte sie und er konnte nur mit großer Mühe gastroskopisch aus dem Magen entfernt werden. Eine weitere Komplikationsmöglichkeit liegt in der Psychopathologie der Betroffenen, wenn komorbide Persönlichkeitsstörungen vorhanden sind, die zur Suizidalität führen können.

Medizinische Besonderheiten bei der Esssucht

Bei esssüchtigen Patientinnen muss zuallererst geklärt werden, ob sie wegen ihrer Impulsdurchbrüche bei der Nahrungsaufnahme psychotherapeutische Hilfe suchen oder ob sie wegen der häufig vorhandenen, mittlerweile entstandenen Adipositas kommen. Nur dann, wenn die Essanfälle im Zentrum des Leidensdruckes stehen, kann eine psychodynamische Behandlung ins Auge gefasst werden. Ist das Übergewicht bzw. eine ausgeprägte Adipositas (mit einem BMI deutlich über 30 kg/m^2) die Hauptmotivation für eine Psychotherapie, so müssen – je nach Abwägung einer vorliegenden psychischen Komorbidität – eher zunächst andere Maßnahmen in Betracht gezogen werden. Eine Kombination von Veränderung der Nahrungsaufnahme, sportlicher Aktivität und Psychotherapie hat sich als zielführend erwiesen. Allerdings ist es teilweise für die Betroffenen sehr schwierig, Motivation – und in diesem Falle auch Freude an sportlicher Betätigung – zu gewinnen. Das verweist auf die Hilflosigkeit etwa von kardiologischen Empfehlungen, das Körpergewicht mittels der Veränderung von Nahrung und körperlicher Bewegung zu beeinflussen, wenn die Patientinnen solche Bemühungen nicht libidinös besetzen können. Weshalb diese libidinöse Besetzung manchen Betroffenen nicht möglich ist, ist allerdings wiederum eine Herausforderung für die Psychotherapie.

Es ist eine häufige Fehlerwartung der Betroffenen, dass sie in kurzer Zeit ihr Körpergewicht durch Psychotherapie deutlich reduzieren könnten. Eine solche Erwartung erfordert vor allem kognitive Aufklärung, Ernährungsberatung und eher verhaltenstherapeutische Begleitung sowie den Hinweis, dass durch psychodynamische oder analytische Psychotherapie die Erwartung der Betroffenen nicht adäquat adressiert werden kann. Bei extremem Übergewicht (Adipositas Grad 2 oder 3) muss wegen der drohenden Folgeerscheinungen manchmal sogar eine chirurgische Therapie (zum Beispiel Magenverkleinerung) ins Auge gefasst werden. In diesem Falle werden hohe Anforderungen an die Compliance der Betroffenen gestellt. Sportprogramme, Selbsthilfegruppen, prä- und postoperative verhaltenstherapeutische oder stützende Psychotherapiebegleitung kommen hier in erster Linie zur Vorbereitung und zur Nachsorge bei operativen Maßnahmen infrage.

Bei der Esssucht führt vor allem die Adipositas zur Notwendigkeit einer internistischen und manchmal auch chirurgischen Behandlung. Die Auswirkungen der Adipositas auf das Herz-Kreislauf-System, Belastungen der Gelenke und des Stoffwechsels müssen hier nicht näher beschrieben werden, sind aber häufig körperliche Folgeerscheinungen. Für die Psychotherapie ist wichtig, dass 20 bis 30 Prozent der adipösen Patientinnen und Patienten unter Essanfällen leiden. Die Teilnahme an Maßnahmen zur Gewichtsreduktion ist bei diesen Betroffenen oft weniger erfolgreich als bei solchen, die kontinuierlich überessen.

Auch wenn es eine identifizierbare Psychodynamik gibt, die wesentlich zu den Impulsdurchbrüchen beim Essen führt, ist die initiale Behandlung der Esssucht häufig eher ein Schwerpunkt der Verhaltenstherapie als der psychodynamischen therapeutischen Arbeit. Andererseits ist für eine psychodynamische oder psychoanalytische Behandlungsform nicht ausschließlich der körperliche Zustand maßgeblich, sondern das Strukturniveau der Persönlichkeit, das die Selbstreflexion in der psychoanalytischen Zusammenarbeit ermöglicht oder erschwert. Dieser Umstand erklärt auch, dass beim dritten, unten dargestellten Fallbeispiel aus der Praxis für die Patientin mit Esssucht und Adipositas ein klassisch psychoanalytisches Standardverfahren infrage kam.

Der integrative therapeutische Blick

Die bereits erwähnte Perspektivenerweiterung im psychodynamischen Verständnis der Essstörungspathologie ermöglichte auch die Integration des gestörten Körperbildes in therapeutische Konzepte (Hornyak & Baker, 1989). Die therapeutische Beachtung der averbalen Kommunikation als körpersprachlicher, unbewusster Selbstausdruck ergänzte verbal akzentuierte Therapiemethoden wie analytische Einzel- und Gruppentherapie. Zunehmend stellten auch körperorientierte Behandlungsverfahren ein wichtiges Bindeglied zwischen (noch) nicht verbalisierbarem – also präverbalem – Erleben und verbalisierbaren Fantasien dar. Hierbei ergaben sich vor allem drei Möglichkeiten, das Körpererleben der Patientinnen in den therapeutischen Erlebnisfokus zu rücken:

1. die direkte Arbeit mit dem Körper wie es in der *Konzentrativen Bewegungstherapie* (Becker, 1989; Carl & Herzog, 2004) oder in der *Tanztherapie* (Lausberg, 1998) der Fall ist;
2. *gestaltungs- oder kunsttherapeutische Ansätze*, die als eine Art »bildgebendes Verfahren« zur Visualisierung und Bearbeitung des (inneren) Körperbildes verstanden werden können (Feiereis, 1989; Schmeer, 1992; Köpp, 1993b, 1995; Jantschek et al., 2004);
3. imaginative Techniken wie das *Katathyme Bilderleben* (Leuner et al., 1993; Wilke, 2004).

Diese Therapieverfahren sind primär erlebnisorientiert und die dabei gemachten Erfahrungen werden meistens erst in Nachbesprechungen verbalisiert und dann auch stärker kognitiv mentalisiert.

Seit den 1970er Jahren des 20. Jahrhunderts fand unter Klinikern und Forschern zusätzlich der familiäre Kontext essgestörter Patientinnen stärkere Beachtung. Familienberatung und Familientherapien sind aus der multimodalen Behandlung von Essstörungen mittlerweile nicht mehr wegzudenken. Immer deutlicher zeigte sich, dass Familien, in denen essgestörte Patientinnen leben, spezielle Interaktionsmuster entwickeln, die von Verstrickung, Überfürsorglichkeit, Konfliktvermeidung und Rigidität gekennzeichnet sind. Diese Aspekte waren sowohl für die Krankheitsentstehung als auch für die Aufrechterhaltung von Essstörungen wesentlich. Ernst R. Petzold und Kollegen (1991) haben die Entwicklung der Familientherapie seit 1970 übersichtlich zusammengefasst. Theoretisches Ausgangskonzept war vor allem die psychoanalytische Familientherapie (Stierlin, 1970; Richter, 1970; Petzold, 1979). Daraus entwickelten italienische Psychoanalytikerinnen und Psychoanalytiker die Systemische Familientherapie (Minuchin et al., 1981; Selvini-Palazzoli, 1982). Aus behavioraler Perspektive entstand die sogenannte direktive Familientherapie zur Behandlung von Essstörungen (Vandereycken & Meermann, 1984).

Seit Langem gibt es auch psychometrische Verfahren zur Beurteilung familiärer Interaktionen (Cierpka, 1985; Kröger et al., 1989; Kröger et al., 2004), die eine differenzierte Indikationsstellung für familientherapeutische Interventionen zulassen. Die kreative Potenz dieser Behandlungsmethode zeigt sich unter anderem darin, dass die Familientherapie die eigene interaktionsanalytische Herangehensweise mit aus der körperorientierten Psychotherapie stammenden Interventionen verbinden konnte: Bereits in den 1970er Jahren begannen Familientherapeuten, erlebnisorientiert mit Familienskulpturen zu arbeiten (Jefferson, 1978).

Parallel zur Entwicklung der geschilderten psychodynamischen Konzepte wurde seit den 1960er Jahren zusätzlich der behaviorale Ansatz für das Verständnis der Essstörungen wichtig. Dies wurde allerdings erst nach der sogenannten »Kognitiven Wende« in der Verhaltenstherapie möglich, nachdem die klassische Reflexpsychologie Pawlows sowie behavioristische und lerntheoretische

Ansätze aus der ersten Hälfte des 20. Jahrhunderts um soziale Lerntheorien und kognitive Ansätze erweitert wurden. Erst sie machten es möglich, individueller auf Affekte und Befindlichkeit einzugehen (Beck, 1979; Ellis & Grieger, 1979).

Sofern es sich um therapeutische Phasenmodelle handelt, sind auch strukturierte Behandlungskonzepte verhaltenstherapeutischer Provenienz flexibel geworden und haben außerdem vor allem körper- und gestaltungstherapeutischen sowie familientherapeutischen Aspekten große Aufmerksamkeit gewidmet (Vandereycken & Meermann, 1984; Gerlinghoff & Backmund, 1995). So plausibel die Anwendung integrierter bzw. multimodaler Behandlungsansätze ist, so schwer lässt sich allerdings noch die Wirkstärke einzelner Therapieteile wissenschaftlich bestimmen.

Auch wenn wir in unserem Buch vorrangig psychodynamische bzw. psychoanalytische Aspekte in der Behandlung von Essstörungen fokussieren, soll dennoch darauf hingewiesen werden, dass sich Verhaltenstherapie und psychodynamische Ansätze in der Behandlung von Essgestörten nicht zwangsläufig ausschließen. Paul L. Wachtel (1997) arbeitete in seinem Buch *Psychoanalysis, behavior therapy, and the relational world* die praktisch anwendbaren Überschneidungen der unterschiedlichen Therapieansätze heraus. Er ist Psychoanalytiker *und* Verhaltenstherapeut und hat eine neue Theorie zur Integration beider Therapieansätze unter bestimmten klinischen Bedingungen entwickelt.

Psychotherapeutische Besonderheiten im stationären Setting

Bei manchen Patientinnen erscheint im Verlauf der Bemühungen um die Veränderung der Essstörungen ein stationärer, mehrwöchiger Klinikaufenthalt unvermeidbar, insbesondere um das Essverhalten psychodynamisch zu verstehen und verhaltensmodifikatorisch zu beeinflussen. Dies kann vor, während (also als Unterbrechung) oder nach einer ambulanten Psychotherapie der Fall sein.

Carsten Spitzer et al. (2016) haben in der Zusammenfassung ihrer Arbeit »Stationäre Psychotherapie« die indikatorischen Kriterien für eine stationäre Behandlung sehr prägnant dargelegt:

> »In der deutschsprachigen psychotherapeutischen Versorgung spielen stationäre Behandlungen eine wichtige Rolle. Dabei stellt der stationäre Ansatz aufgrund seiner Charakteristika wie Multipersonalität, Multiprofessionalität, Multimodalität und Methodenintegration eine eigenständige Psychotherapieform dar. Die vielfältigen verbalen und nichtsprachlichen Methoden müssen in einen Gesamtbehandlungsplan eingebettet werden, um hilfreich sein zu können. Das Milieu des Krankenhauses ist zudem ein wichtiger Wirkfaktor und bedarf daher einer aktiven Gestaltung. Die Indikation für eine stationäre Psychotherapie ergibt sich aus der Erkrankung und zusätzlichen krankheits-, setting- und versorgungsbezogenen Kriterien. In integrativen Konzepten kommen dem multiprofessionellen Team eine wichtige Rolle und vielfältige Aufgaben zu. Die Wirksamkeit stationärer Psychotherapie ist gut belegt. Dennoch profitieren 20–30% der Patienten nicht von der Behandlung und knapp 13% beenden sie vorzeitig« (Spitzer et al., 2016, S. 99).

Diese Kriterien gelten auch für essgestörte Patientinnen und Patienten. Allerdings muss für die Behandlung von Essgestörten zusätzlich zur psychotherapeutischen Qualifikation eines Behandlungsteams auch eine hohe internistische und psychiatrische Kompetenz innerhalb der psychosomatischen Essstörungsabteilung vorhanden sein.

In den letzten Jahren wurden in den psychosomatischen Einrichtungen auch tagesklinische Behandlungsmöglichkeiten – leider häufig unter ökonomischem Druck – eingerichtet. Wir wollen an dieser Stelle aber darauf hinweisen, dass im Falle essgestörter Patientinnen die nächtliche Rückkehr in eine gewohnte Umgebung, die oft nicht die sicherheitsspendende Geborgenheit der Klinik bieten kann, psychotherapeutisch ungünstig sein und zu Rückfällen führen kann.

Anorektische Patientinnen müssen häufiger – vor allem wegen medizinischer Komplikationen – zur vollstationären Behandlung ins Krankenhaus eingewiesen werden als Bulimikerinnen oder von Esssucht Betroffene. Bei Anorektikerinnen sind es vor allem medizinische Komplikationen, die eine vollstationäre Behandlung notwendig machen. Bei Bulimikerinnen und Patientinnen mit Esssucht treten bei fortgeschrittenem Krankheitsbild die Depressivität und manchmal sogar Suizidalität hinzu, die eine psychosomatische Behandlung in der Klinik erfordern.

Die Indikationskriterien für eine stationäre psychosomatische Therapie ergeben sich einerseits aus medizinischen Befunden im engeren Sinn und andererseits aus psychosozialen Aspekten.

Medizinische Indikationen für eine stationäre Behandlung

- Schwere Elektrolytentgleisungen (mit und ohne klinische Begleitsymptome, z. B. Kalium < 2,5 mmol/l)
- Herzrhythmusstörungen
- Kreislaufstörungen
- Synkopen
- BMI < 14 kg/m²
- Rasche Gewichtsreduktion (z. B. 30% in 3 Monaten)
- Jegliche essstörungsunabhängige Komorbidität (Asthma, Diabetes etc.)

Psychische und psychosoziale Indikationen für eine stationäre Psychotherapie

- Suizidalität
- Persönlichkeitsstörungen (z. B. Borderline)
- Unmöglichkeit einer Selbstregulation durch Essstörungssymptomatik (z. B. ununterbrechbares Ess-Brech-Verhalten; nicht mehr relativierbare, den Tag beherrschende Zwangsgedanken)
- Festgefahrene Situation in Familie oder Partnerschaft
- Schwerwiegende Verlusterlebnisse oder Trennungen (Gefahr der Suizidalität bei Labilisierung)
- Krankheitsdependente Kriminalität (z. B. Diebstahldelikte) oder Verschuldung
- Soziale Isolierung
- Krisenhafte Entwicklung einer ambulanten Psychotherapie

Die stationäre Psychotherapie folgt den Prinzipien der *multimodalen Behandlung*. Der Vorteil dieses Vorgehens besteht darin, dass erlebnisorientierte und verbal konzipierte Behandlungsmethoden parallel durchgeführt werden können. Koordinierende Teamsitzungen lassen dabei sehr gut erfassen, in welcher Weise zum Beispiel Spaltungsmechanismen im Erleben der verschiedenen Therapeutinnen und Therapeuten zur Geltung kommen, die sich regelmäßig psychodynamisch im Team als Selbst-Anteile der Patientinnen abbilden. So passiert es nicht selten, dass die Einzelpsychotherapeutin im Team optimistisch über Einsichten ihrer anorektischen Patientin berichtet, während der für die körperliche Seite zuständige Stationsarzt gleichzeitig die Sorge über den erneut eingetretenen Gewichtsverlust äußert. Beide Aspekte können dann psychodynamisch für wohlwollend konfrontierende Interventionen in der Psychotherapie verwendet werden.

Das Team, das sich aus pflegerischen, ärztlichen und psychologischen Mitarbeiterinnen und Mitarbeitern zusammensetzt, dient in seiner Gesamtheit als Container der Aspekte, die sich in den Patientinnen abspielen. Die Patientinnen aktualisieren in den unterschiedlichen Interaktionen mit Teammitgliedern keine kohärenten Objektbeziehungen, sondern Teilobjektbeziehungen, die das Ergebnis gespaltener, innerer Objekte und des eigenen Selbst zum Ausdruck bringen. Die unterschiedlichen oder gar gegensätzlichen Erlebensweisen verschiedener Teammitglieder in den regelmäßigen Teamsitzungen repräsentieren daher psychodynamisch häufig gespaltene Gegenübertragungsreaktionen, die ein Abbild der innerseelischen Welt der Patientinnen darstellen und in den Teamdiskussionen zu einem kohärenten Verständnis der widersprüchlichen Seelenlandschaft der Patientinnen führen können.

Die multimodale Behandlung unter stationären Bedingungen besteht zum Beispiel aus folgenden Komponenten, die in den psychosomatischen Abteilungen unterschiedlich intensiv angewandt werden:

- tiefenpsychologisch fundierte Einzeltherapie,
- psychoanalytische oder interaktionelle Gruppenpsychotherapie,
- Gestaltungstherapie (mit kreativen Medien),
- Körperpsychotherapie oder Tanztherapie,
- Familiengespräche (besonders dann, wenn die Patientinnen noch in den Herkunftsfamilien leben),

- Entspannungstechniken (etwa Autogenes Training),
- angeleitete sportliche Aktivitäten,
- Gespräche mit Schwestern und Pflegern (auch nachts),
- medizinische, ärztliche Visiten (und bei Bedarf Behandlungen),
- psychotherapeutische chef- und oberärztliche Visiten.

Sportlich in die Essstörung – Fallbeispiel

Die 20-jährige Patientin wurde von ihrem Hausarzt in die Klinik eingewiesen. Seit dem 14. Lebensjahr litt sie unter einer Magersucht, die zwei Jahre vor der stationären Aufnahme (nach einer gescheiterten Liebesbeziehung) auch mit Erbrechen einherging. Bei der Patientin wirkte sich der Sport, dem sie nachging, als Risikofaktor aus: Sie betrieb Leichtathletik als Leistungssport, und als sie 16 Jahre alt war, hatte ihr der Trainer erklärt, sie würde zu dick und müsse nun jeden Tag auf die Waage. In dieser Zeit war die Patientin mit ihrem Sport sehr erfolgreich und gewann wichtige Meisterschaften auf nationaler sowie internationaler Ebene. Für den Sport nicht schlank genug zu sein, erlebte sie als Katastrophe, weshalb sie nach und nach ihre Nahrungsaufnahme reduzierte. Eine Sportkameradin riet ihr dann, Erbrechen zu praktizieren, sollte sie zwischendurch doch einmal Spaß am Essen haben wollen. Als ihre sportlichen Erfolge weniger wurden und sie lustlos ihr Pädagogikstudium abbrach, kam sie in eine erhebliche, depressive Krise, die dann zur stationären Einweisung führte.

Beim Vorgespräch für die Klinikaufnahme erweckte sie bei der Untersucherin einen ambivalenten Eindruck: Einerseits entsprach ihre äußere Erscheinung der einer jungen, hübschen – wenngleich zu schlanken – Frau, andererseits wirkte sie mit ihrer sportlichen Kleidung und dem Pferdeschwanz eher mädchenhaft-kindlich. Die Gesichtsmimik wirkte traurig und insgesamt machte sie einen schüchternen und hilflosen Eindruck. Bei der stationären Aufnahme wog die Patientin 49 kg bei 1,75 m Körpergröße, entsprechend einem BMI von 16,0 kg/m^2. Zu dieser Zeit erbrach sie circa dreimal pro Tag nach dem Essen.

Nach dem Abbruch ihrer ersten Liebesbeziehung zog die Patientin in ihre Familie zurück. Das dortige Zusammenleben schilderte die Patientin als stark von ihrer Mutter dominiert. Diese sagte jedem die Meinung und es sei schwer gewesen, es ihr recht zu machen. Ihren Vater schilderte die Patientin zwar als liebevoll ihr und ihrer um zwei Jahre jüngeren Schwester gegenüber, aber er habe sich prinzipiell seiner Frau untergeordnet. Ehrgeizig verfolgte die Patientin ihre sportlichen Ziele, in die ihr ihre Mutter nicht hineinreden konnte, zumal hier der Trainer der Patientin das Sagen hatte.

In der stationären Behandlung nahm die Patientin an der Einzeltherapie, der interaktionellen Gruppentherapie, der Gestaltungstherapie und der Körperpsychotherapie teil. Auffällig in der Gestaltungstherapie war das Entstehen eines Bildes, das eine Art Spaltung in gut und schlecht zeigte: Auf der schlechten Seite waren alle Nahrungsmittel, die der Patientin zwar sehr gut schmeckten, teilweise aber auch kalorienreich waren, während auf der guten Seite Nahrungsmittel auftauchten wie Salatblätter, Karotten, Äpfel etc., die von der Patientin als langweilig erlebt wurden.

Während der stationären Behandlung konnte mit der Patientin erarbeitet werden, was ihr schmeckte und welche Nahrungsmenge sie als passend erachtete. Die Genussfähigkeit im Allgemeinen wurde im weiteren Behandlungsverlauf zu einem wichtigen Thema der Patientin und betraf schließlich nicht mehr nur die reine Nahrungsaufnahme. Der soziale Kontakt mit Frauen und Männern, die ebenfalls in stationärer Psychotherapie waren, wurde ihr zunehmend wichtig und so konnte sie die Erfahrung machen, dass sie so sein konnte, wie sie wollte, ohne Höchstleistungen abliefern zu müssen. In der konzentrativen Bewegungstherapie erlebte sie, dass sie gestellte Aufgaben nicht ausschließlich allein bewältigen musste, sondern sich auf andere verlassen und sich an die anderen anlehnen durfte. Sich jemandem anzuvertrauen – zum Beispiel mit verbundenen Augen durch einen Raum geführt zu werden – war zwar ein Risiko, aber im Ergebnis eine befriedigende Erfahrung. Sie erfuhr auch, dass Konflikte mit anderen nicht unbedingt das Ende einer

Beziehung bedeuten mussten, denn davor hatte sie immer Angst und fürchtete, dann fallen gelassen zu werden und allein sein zu müssen.

Die Einzeltherapie als tiefenpsychologisch fundierte Behandlung unter stationären Bedingungen fokussierte vor allem auf ihre familiären und sozialen Beziehungen – anders als üblicherweise die ambulante analytische Psychotherapie. Zwar spielt in der tiefenpsychologisch fundierten Methode die Wahrnehmung der Übertragungsszene eine wichtige Rolle, aber sie wird weniger für Deutungen in der Übertragung verwandt, als es in der klassischen, psychoanalytischen Einzeltherapie unter ambulanten Bedingungen der Fall ist.

In drei Familiengesprächen konnten klarere Grenzen zwischen den Töchtern und der Systemebene der Eltern erarbeitet werden, die auch eine größere Autonomie der Töchter einschloss, ohne dass diese sich dafür rechtfertigen oder entschuldigen mussten. Die Patientin wurde auf diese Weise davon »erlöst«, Symptomträgerin für bedrückende Konstellationen innerhalb der Familie und für die Familie sein zu müssen. Das zuvor gnadenlose Über-Ich der Patientin schien deutlich aufgelockert und dadurch erlebte sie sich nicht mehr automatisch als schuldig, wenn sie eigenen Vorstellungen folgte, die von den Idealen der Mutter abwichen.

In der dreimonatigen stationären psychosomatisch-psychotherapeutischen Behandlung reduzierte die Patientin ihr pathologisches Essverhalten und verbesserte ihre körperliche Situation deutlich, nahm um 5 kg zu und beschrieb ihr Essverhalten als genussvoller, auch wenn der Drang zu restriktivem Essverhalten weiter spürbar blieb. Der Druck, eingenommene Mahlzeiten wieder zu erbrechen, war verschwunden, weil die rigide Einteilung in erlaubte und unerlaubte Nahrungsmittel nicht mehr stattfinden musste. Ihre Periode hatte zu diesem Zeitpunkt noch nicht wieder eingesetzt, das war aber auch nicht zu erwarten gewesen, da dies häufig mehrere Monate nach Wiederherstellung eines gesunden Körpergewichts dauert. In sozialer Hinsicht plante die Patientin ihren Auszug von zu Hause und fasste eine Wohngemeinschaft ins Auge. In beruflicher Hinsicht erwog sie, ihr Pädagogikstudium wieder aufzunehmen. Wie wir bei einer Nachuntersuchung von ihr erfuhren, hatte sie sich erfolgreich um eine von uns empfohlene ambulante Psychotherapie bemüht, die in Kürze beginnen und ihre durch die stationäre Psychotherapie erreichten Veränderungen stabilisieren und fortsetzen sollte.

Dieser günstige Verlauf einer stationären Psychotherapie zeigt, wie unter intensiven Therapiebedingungen Veränderungen auf den Weg gebracht werden, die durch eine weiterführende, ambulante Psychotherapie gefestigt werden können.

Anders als bei dem oben geschilderten Krankheitsverlauf zeigt die folgende Krankheitsgeschichte den tragischen, erfolglosen Ausgang stationärer Bemühungen. Dieser Fallbericht wurde 2010 in ausführlicherer Form international veröffentlicht (Köpp et al., 2010). Er zeigt, wie frühe soziale Benachteiligung, psychosoziale Fehlentwicklungen, Traumatisierungen und schließlich medizinische Komplikationen bis hin zum Nichtverstehen von Krankheitssymptomen durch das medizinische Personal, für die betroffene Patientin zur tödlichen Katastrophe wurden.

Tödlicher Ausgang trotz stationärer Therapie – Fallbeispiel

Die 44-jährige Patientin wurde von der internistischen Abteilung einer Klinik unter der Diagnose einer Anorexia nervosa auf die psychosomatische Abteilung einer Universitätsklinik verlegt. Als Kind war sie ohne Eltern in einem Kinderheim aufgewachsen. Zwischen dem 12. und dem 15. Lebensjahr verweigerte sie häufig die Nahrungsaufnahme und wurde untergewichtig. Mit 16 Jahren bekam sie dann Essattacken und provozierte gelegentlich postprandiales Erbrechen. Der Bericht der Patientin über ihr damaliges Essverhalten war vereinbar mit der Diagnose einer atypischen Anorexie, die von einer atypischen Bulimie abgelöst worden war.

Lebensgeschichtlich ist wichtig, dass die Patientin nie ihre eigenen Eltern erlebte und in einem Kinderheim aufwuchs. Während der Pubertät entwickelte sie eine bulimische Essstörung und wurde mit 16 Jahren ungewollt schwanger; sie brachte im 17. Lebensjahr Zwillinge durch Vakuumextraktion zur Welt. Bei der manuellen Lösung der zweiten Plazenta kam es allerdings zu einer lebensgefährlichen Blutung. Es entstand ein Mangel an Blutgerinnungsfaktoren. Insgesamt mussten 14 Blutkonserven verabreicht werden. Außerdem wurde wegen der Blutung eine operative Gebärmutterentfernung (Hysterektomie) erforderlich. Wegen einer persistierenden Sickerblutung musste eine zweite operative Eröffnung der Bauchhöhle (Laparotomie) durchgeführt und der linke Eierstock entfernt werden. Nach der Entbindung kam es nicht zur Laktation. Die gesamte sekundäre Geschlechtsbehaarung verschwand (bzw. die präoperativ abrasierte Schambehaarung wuchs nicht mehr nach). Die beiden Kinder der Patientin wurden gleich nach der Geburt zur Adoption freigegeben. Die Patientin absolvierte danach keine Berufsausbildung und lebte hauptsächlich von Sozialhilfe.

Als die Patientin vier Jahre später wegen Bauchschmerzen internistisch in ein Krankenhaus aufgenommen wurde, entdeckte man eine chronische Hepatitis C (als Folge der zahlreichen Bluttransfusionen). Außerdem wurde ein Sheehan-Syndrom diagnostiziert: Dabei handelt es sich um einen Gewebsuntergang der Hirnanhangdrüse (im Vorderlappen), der mit der Zeit zu schwerwiegenden körperlichen Beeinträchtigungen führte. Die Produktion verschiedener Hormone der Hirnanhangdrüse blieb dadurch aus. Außerdem versagte im Weiteren die Produktion der Nebennierenrindenhormone. Als diese organische Komorbidität bei der Patientin entdeckt worden war, mussten dauerhaft das Schilddrüsenhormon, Cortisol sowie die Zyklushormone Östradiol und Progesteron substituiert werden.

Zwischenzeitlich wurde beobachtet, dass die Blutfette stark erhöht waren. Ursache waren rezidivierende, heimliche Essattacken, bei denen große Mengen fettreicher Schokolade und Eiscreme verzehrt wurden. Im 28. Lebensjahr erfolgte dann eine Entfernung der Gallenblase. Bis zum 43. Lebensjahr konnte die Patientin ein Gewicht von 51 kg bei 1,56 m Körpergröße (entsprechend einem BMI von 20,9 kg/m^2) halten.

Der dargestellte medizinische Behandlungsverlauf der Patientin war insgesamt außergewöhnlich komplikationsreich.

Auch in seelischer und sozialer Hinsicht hatte sie nie richtig Fuß gefasst, nie eine geborgenheitsbietende Liebesbeziehung erleben dürfen, nach der sie sich doch so sehr sehnte. Psychodynamisch könnte man von einem *Objekthunger* sprechen, der im realen Leben der Patientin unerfüllt bleiben musste und in sozialer und interpersoneller Hinsicht nie zu emotional tragenden Beziehungen oder Verbindungen führen konnte. Das schien sich ändern zu können, als die Patientin mit 42 Jahren einen Job als Babysitterin begann. Sie betreute den Säugling einer Bekannten und entwickelte eine immer stärkere Zuneigung zu dem Kind. Gleichzeitig nahm ihre Angst zu, dass ihr diese Aufgabe wieder weggenommen werden könnte. So wurde die Patientin immer unruhiger, »vergaß« das Essen und nahm in einem halben Jahr von 51 kg auf 44 kg ab (Reduktion des BMI von 20,9 kg/m^2 auf 18,1 kg/m^2). Als das Gewicht noch weiter auf knapp 34 kg (BMI 13,6 kg/m^2) abfiel, wies der Hausarzt sie in die Psychiatrie ein, wo sie vier Wochen lang behandelt wurde, ohne dass ihr Körpergewicht wesentlich anstieg. Allerdings war das, was die Patientin befürchtet hatte, nun eingetreten: Sie durfte und konnte sich nicht mehr um das Kind kümmern. Psychodynamisch hatte sich der katastrophale Objektverlust reaktualisiert, den die Patientin doch überwinden wollte. Physisch und psychisch verlor sie an Gewicht und steuerte so auf den katastrophalen Verlust ihres Selbst und auf ihren Tod zu.

Zur Gewichtsrestitution erfolgte die Verlegung auf die internistische Abteilung. Dort wurde die Patientin mithilfe von Infusionen ernährt. Außerdem wurde ein Magengeschwür behandelt. Die Patientin konnte ihr Gewicht auf 37 kg erhöhen, dieses Gewicht aber nach Beendigung der künstlichen Ernährung nicht dauerhaft halten. Nach acht Wochen internistischer stationärer Therapie wurde sie mit einem Gewicht von 33,7 kg (BMI 13,6 kg/m^2) in eine psychosomatische Abteilung verlegt. Hier erfolgte die psychosomatische Betreuung in ständiger Kooperation mit der gastroenterologischen Abteilung der Klinik. Die Patientin hielt zwar nun ihr Gewicht, nahm aber auch nicht wesentlich zu. Medikamentös wurde die erwähnte Hormonsubstitution wegen des Sheehan-Syndroms und die Behandlung des gut abheilenden

Magengeschwürs fortgesetzt; außerdem wurde eine entstandene Blutarmut behandelt. Insgesamt schien es zunächst so, dass die internistische Behandlung keine Schwierigkeiten machte.

Obwohl die Patientin die psychosomatische Behandlung selbst wünschte, verhielt sie sich aggressiv und abweisend gegenüber dem Personal. Sie boykottierte auch zuvor getroffene Vereinbarungen, aß heimlich Eis und Schokolade und unterließ oder verzögerte verabredete medizinische Untersuchungen. Während der Gespräche mit dem Personal fielen starke Blähungen und sehr übel riechende Winde auf. Diese für das Personal sehr unangenehme Situation wurde wahrscheinlich zu sehr psychodynamisch als Aggression und zu wenig gastroenterologisch als Folge eines bis dahin unbekannten, schweren Entzündungsprozesses im Dickdarm verstanden.

Wegen des niedrigen Körpergewichts verzichtete das Team auf die konfrontativen Elemente des psychodynamischen Settings und auf die Gruppentherapie. Stattdessen wurde sich auf stützende und motivierende Individualtherapie, Seidenmalerei und angeleitete Entspannungsübungen fokussiert. Der Behandlungsvertrag mit der Patientin sah vor, im Falle einer erneuten Gewichtsabnahme eine internistische Behandlung auf der Intensivstation durchzuführen. Als sich abzeichnete, dass die Patientin weiter Gewicht verlor, beendete sie gegen ärztlichen Rat die Behandlung und verließ die Klinik.

Vier Tage später wurde sie notfallmäßig in einer anderen Klinik internistisch unter den Zeichen einer akuten Magen-Darm-Entzündung aufgenommen. Einen Tag, nachdem sie die stationäre psychosomatische Behandlung beendet hatte, waren heftige Bauchschmerzen, starker wässriger Durchfall und Erbrechen aufgetreten. Die Patientin entwickelte schließlich hohes Fieber mit einem sehr starken Anstieg der weißen Blutkörperchen. Sie lehnte weiter eine intensivmedizinische Behandlung ab und verstarb an dem durch die Infektion ausgelösten Herzkreislauf-Versagen.

Bei der Obduktion fand sich eine schwere, akute Entzündung im gesamten Magen-Darm-Trakt mit Abszessen, die schon Ausläufer in die Bauchhöhle zeigten. Die Auswirkungen der schweren Infektion hatten zum Herz-Kreislauf-Versagen geführt.

Dieser tragische Bericht zeigt, wie sehr sich die Folgen einer Essstörung überlagern können mit einer Komorbidität, die sich durch hinzukommende Lebensereignisse herausbildet. Die Lebensgeschichte dieser Patientin verdeutlicht, wie sehr psychosoziale Aspekte mit körperlichen Störungen verquickt sein können. Am Anfang stand der Umstand, nie eigene Eltern gehabt zu haben und stattdessen in einem Kinderheim aufwachsen zu müssen. Zu der Essstörung in der Pubertät kam die frühe Schwangerschaft im 16. Lebensjahr, die zur Bedrohung des Lebens der Patientin unter der Geburt ihrer Zwillinge geführt hatte. Die Komplikationen während des Geburtsverlaufs führten zu einer schweren Beschädigung der Gesundheit der Patientin.

Der Entzug ihrer Babysitterinfunktion hatte im Erleben der Patientin – wie oben erwähnt – zu einer Verlustsituation geführt, die sie als Kleinkind selbst erlebt hatte und die sich mit ihren Zwillingen bereits wiederholt hatte, die sie doch in so großer Lebensgefahr auf die Welt gebracht hatte und auf die sie dann verzichten musste, weil sie selbst nicht in der Lage war, für sie zu sorgen. Der Verzicht auf das Kind der Bekannten war schließlich im Erleben der Patientin eine Wiederholung des Verlusts ihrer eigenen Kinder gewesen.

Tragisch ist auch die ausschließlich psychodynamische Betrachtung der heftigen und übelriechenden Blähungen der Patientin, die ausschließlich als Aggressionsäquivalent verstanden wurden und trotz gastroenterologischer Betreuung nicht als körperlicher Ausdruck unverdauter fetthaltiger Nahrungsmittel (Eiscreme und Schokolade) im Darm erkannt werden konnten, weil die Patientin ihr Essverhalten geheim hielt. Insofern verschlechterte das Nichtwissen des Personals den Krankheitsverlauf tragisch.

Wege und Ziele der ambulanten Psychotherapie

In der ambulanten Psychotherapie ist ein multimodales Vorgehen wie in der Klinik in der Regel nicht möglich. Es ist vielleicht auch gar nicht erstrebenswert, denn primär averbale Psychotherapiemethoden, die vor allem erlebnisorientiert sind, gehen oft mit einer Minderung schützender Abwehrmöglichkeiten einher, die das Regredieren der Betroffenen gefährlich werden lassen kann. Abwehrmechanismen und Widerstände in der ambulanten psychoanalytischen Therapie werden durch Deutung bzw. Bearbeitung aufgelöst, aber nicht – wie unter stationären Bedingungen – zunächst umgangen, um dann eventuell in einer anderen Therapieform des stationären Settings aufgegriffen und bearbeitet zu werden. Unter vollstationären Bedingungen sind solche Entwicklungen in der Regel viel besser aufzufangen, weil das schützende, stationäre Milieu eine durchgehende Sicherheit während des stationären Aufenthalts bieten kann, was unter ambulanten Bedingungen nicht in gleicher Weise möglich ist.

Eine bei Therapiebeginn noch immer vorhandene Essstörungssymptomatik muss in aller Regel unweigerlich zur Modifikation eines psychoanalytischen oder psychodynamischen Settings führen. Eine klassische psychoanalytische Therapie mit vier bis fünf Wochenstunden bedeutet für eine floride Anorexie- oder Bulimie-Patientin ein zu großes Regressionsangebot. Regression sollte aber – vor allem in der Anfangsphase der ambulanten Behandlung – ermöglicht werden, jedoch limitierbar bleiben. Die psychoanalytische Behandlung einer Anorexie-Patientin mit einem deutlich erniedrigten BMI und beispielsweise vier- bis fünfstündig Therapie pro Woche im Standardverfahren ist deswegen schlichtweg kontraindiziert.

Notwendige Rahmenvereinbarungen für die ambulante Psychotherapie mit Essgestörten

Vor jeder Psychotherapie – auch dann, wenn keine Essstörung vorliegt – wird mit den Patientinnen und Patienten generell eine Absprache darüber getroffen, in welcher Frequenz die Therapiestunden stattfinden, wie mit Urlaubsplanungen und wie mit ungeplanten Stundenausfällen umgegangen wird etc. Neben diesen allgemeinen Aspekten spielen bei der Besprechung des Therapierahmens immer auch individuelle Besonderheiten wie der Konsum von Alkohol oder anderer Drogen, Selbstverletzungen, illegale Aktivitäten wie Diebstahl sowie Selbst- oder Fremdgefährdung eine Rolle. In jeder Psychotherapie gilt, dass sowohl die Patientin als auch die Therapeutin sicher sein müssen.

Bei essgestörten Patientinnen, deren Symptomatik teilweise noch vorhanden ist oder bei denen erst kürzlich eine Klinikbehandlung durchgeführt worden ist, muss regelmäßig eine hausärztliche Betreuung zusätzlich verabredet werden. Wenn im Psychotherapieverlauf Hinweise auf ein Aufflackern der Essstörung bzw. eine Verschlechterung der Symptomatik auffallen, so sollte auch – für Psychotherapie ansonsten eher ungewöhnlich – mit der Patientin eine mögliche Kontaktaufnahme des Therapeuten oder der Therapeutin mit dem Hausarzt besprochen werden. In kritischen Fällen muss es zu den abgesprochenen Rahmenbedingungen gehören, dass regelmäßig körperliche oder laborchemische hausärztliche Untersuchungen parallel zur Psychotherapie stattfinden.

Eine Anorexie-Patientin mit extremem Untergewicht (BMI unter 15 kg/m^2) oder eine Bulimikerin, deren gesamter Tagesablauf durch den ständigen Wechsel von Essattacken und folgendem Erbrechen ausgefüllt ist, kann nicht analytisch behandelt werden. Ein standardanalytisches Verfahren kommt bei solchen Patientinnen ohnehin nicht infrage, könnte aber eventuell dann in Betracht gezogen werden, wenn die manifeste Essstörungssymptomatik seit Jahren weitgehend überwunden ist. Abgesehen von einer manifesten Symptomatik gilt generell zusätzlich, dass sich das Ausmaß der Modifikationen in der analytischen bzw. psychodynamischen Psychotherapie nach dem diagnostizierbaren Strukturniveau richtet.

Besonders Anorektikerinnen suchen häufig nach einem motivierenden Klinikaufenthalt ambulante Psychotherapie auf, ohne dass ein ausreichend sicheres Körpergewicht bereits erreicht wäre. In diesen Fällen sei folgendes Vorgehen angeraten: Wir unterstützen den Therapiewunsch der Patientinnen, weisen aber darauf hin, dass ein sicheres Körpergewicht (BMI über 17,5 kg/m^2) als Voraussetzung für ein analytisch-psychotherapeutisches Vorgehen notwendig, allerdings noch nicht erreicht sei. Das Angebot besteht dann in einer Kurzzeittherapie über ein halbes Jahr mit wöchentlichen Terminen (im Sitzen), um mit der Patientin die Bemühungen zur Gewichtszunahme und ihre Schwierigkeiten und Ängste dabei zu besprechen. Diese Therapie ist hauptsächlich (noch) supportiv und erst in zweiter Linie konfrontierend. Wenn innerhalb dieses halben Jahres ein sicheres Körpergewicht (BMI über 17,5 kg/m^2) erreicht wird, kann die Kurzzeitbehandlung in eine modifizierte analytische Langzeittherapie (mit zwei Behandlungsstunden pro Woche im Sitzen) auf Antrag der Patientin umgewandelt werden. Im negativen Fall muss beraten werden, welche anderen Möglichkeiten zur Herstellung körperlicher Gewichtssicherheit infrage kommen.

Ambulante analytische Psychotherapie

Sowohl für die Verabredung von Rahmenbedingungen als auch für die Behandlungstechnik in der modifizierten psychoanalytischen Psychotherapie folgen wir den Therapieprinzipien der Übertragungsfokussierten Psychotherapie nach Otto F. Kernberg (vgl. auch Yeomans et al., 2017). Schon bei den Bemühungen mit den essgestörten Patientinnen, die Rahmenbedingungen der bevorstehenden Therapie zu besprechen, können sehr häufig und schnell Übertragungsphänomene beobachtet werden.

Für alle drei hier erwähnten Essstörungen muss zunächst geprüft werden, ob eine internistische bzw. hausärztliche Mitbehandlung bzw. Begleitung im Hinblick auf den jeweiligen körperlichen Zustand notwendig ist. Dass dies rasch zu psychodynamischen Interaktionsproblemen zwischen Therapeutin und Patientin führen kann, wird an zwei Beispielen deutlich, die Kernberg für die Zeit vor dem Beginn der psychotherapeutischen Behandlung darstellt.

> »Eine anorektische Patientin, die das Aufsetzen eines solchen Behandlungsvertrags genauestens verfolgte, beschuldigte die Therapeutin sofort, sie verhalte sich genauso eindringend, kontrollierend und sadistisch, wie sie es von ihrer Mutter gewohnt war. Die Therapeutin konnte – während sie die im Behandlungsvertrag vereinbarte Struktur beibehielt – schrittweise die Sicht der Patientin von ihr als Kopie der Mutter erkunden. Sie betonte, es sei natürlich, daß die Patientin einen Hass auf eine so furchtbare Mutter habe, die nun auch noch in der Therapeutin ihre Entsprechung finde, und der Versuch der Patientin,

> ihren eigenen Körper durch Hungern zu zerstören, sei eine Manifestation dieser Wut – diesen Körper, den sie vielmehr als Eigentum der Mutter und der Therapeutin wahrnehme denn als ihren eigenen. Anders gesagt: Sobald der Vertrag geschlossen war, interpretierte die Therapeutin die Bedeutung der Anorexie in der Übertragung; das Ergebnis war, dass die Wut der Patientin sich nach und nach auf die Therapeutin konzentrierte, während die Notwendigkeit einer stationären Aufnahme wegen Gewichtsverlustes zunehmend in den Hintergrund trat« (Kernberg, 2006, S. 261f.).

Auch Kernbergs eigene Erfahrung aus der Besprechung des Behandlungsvertrags mit einer Bulimikerin, die gleichzeitig eine Borderline-Persönlichkeitsorganisation aufwies, ist interessant. Diese Patientin erbrach sich zehn- bis zwölfmal am Tag, litt unter einer hochgradigen Ohrspeicheldrüsen-Schwellung sowie einer erheblichen Schädigung ihrer Zähne. Kernberg schreibt:

> »Als Vorbedingung für eine Behandlung verlangte ich von ihr, dass sie sich in die kontinuierliche Kontrolle eines auf Essstörungen spezialisierten Gastroenterologen begab, der mich informieren würde, wenn sie seiner Auffassung nach zusätzliche medizinische Betreuung brauche oder eine stationäre Aufnahme notwendig sei. Die Patientin erlebte diese Forderung als demütigend und nahm mich so war, als genieße ich es, sie vor den Medizinern als ekelerregende Person, die sich nicht unter Kontrolle habe, zur Schau zu stellen. Dies führte uns direkt zu ähnlichen Erfahrungen, die sie mit der öffentlichen Bestrafung durch beide Elternteile gemacht hatte« (ebd., S. 262).

Es scheint problematisch, dass wir therapeutisch zum Beispiel das Minimalgewicht für eine ambulante Psychotherapie festlegen, was ja nicht dem eigenen Streben der anorektischen Patientin entspricht. Es macht aber ehrlicherweise deutlich, dass wir nicht unter allen Bedingungen therapeutisch wirksam werden können. Die ambulante Therapie muss dann auch tatsächlich unterbrochen werden, wenn das verabredete Gewicht unterschritten wird.

Kernberg erachtet es nicht als problematisch, wenn vor einer psychodynamischen Therapie eine kognitive Verhaltenstherapie stattfindet oder psychoedukative Maßnahmen angewendet werden, um ein gesünderes Essverhalten herzustellen. Begleitmaßnahmen zur psychodynamischen Therapie wie fachärztliche Mitbetreuung sind selbstverständlich nur dann Gegenstand einer Verabredung zwischen Patientin und Therapeutin, wenn therapiebeeinträchtigende oder lebensbedrohliche Zustände drohen.

Dies ist häufig bei adipösen Patientinnen nicht notwendig. Hier unterscheidet Kernberg zwischen Behandlungszielen und Lebenszielen: »Die Behandlung kann der Patientin dabei helfen, ihre Energien zu mobilisieren und ihre Essgewohnheiten radikal zu verändern, kann aber nicht garantieren, dass eine solche Veränderung tatsächlich stattfinden wird« (ebd.).

Kernberg (ebd., S. 263f.) formuliert fünf Prioritäten in der Behandlung schwer essgestörter Patientinnen:

1. Es ist eine Festlegung des Therapierahmens notwendig.
2. Bei Patientinnen mit Essstörungen liegen häufig Persönlichkeitsstörungen als Komorbidität vor. Sie stellen eine Gefahr für einen Therapieabbruch dar. Wenn die Therapeutin den Eindruck bekommt, dass die Patientin aus der Therapie aussteigen will, so ist es wichtig, dass sie das rasch zum Ausdruck bringt. Dies sollte jedoch in einer Haltung geschehen, die durch technische Neutralität gekennzeichnet ist, was nicht mit Herzlosigkeit verwechselt werden darf. Bemüht sich die Therapeutin zu intensiv, die Patientin in der Therapie zu halten, so kann das den Drop-out der Patientin beschleunigen. Es muss klar werden, dass die Therapeutin in Sorge sein kann um die Patientin, aber dass die Patientin ihre Therapeutin dringender braucht als umgekehrt. Es ist in solchen Fällen notwendig, in der Übertragung zu deuten, dass sich die Patientin zum hilflosen Opfer der Therapeutin gemacht fühlt, wogegen sie sich – verständlicherweise – wehren muss. Leider kann vonseiten der Patientinnen das Selbstwertgefühl oft nur dadurch erhalten werden, dass sie sich den Therapievereinbarungen (Erhaltung eines therapiefähigen Körpergewichts) entziehen.
3. Vor allem in der Behandlung anorektischer und bulimischer Patientinnen kommt es sehr häufig, vor allem in der Initialphase, zu einer sogenannten psychopathischen Übertragung. Typisch für diese Übertragungsform ist die ichsyntone

Überzeugung der Patientin, dass die Therapeutin sie manipulieren und ausbeuten wolle; entsprechend reagiert sie selbst mit dem bei der Therapeutin gefürchteten Verhalten. In der Therapeutin wird dabei häufig das Gefühl evoziert, dass es sich nicht um eine aufrichtige Kommunikation zwischen beiden handelt. Dieses Gefühl der Therapeutin muss unbedingt angesprochen und durchgearbeitet werden. In dieser Phase der Behandlung ist es nach Kernberg das Ziel, die psychopathische Übertragung in eine paranoide Übertragung zu überführen, die leichter adressierbar ist.

4. Als vierte Priorität erwähnt Kernberg das schwere Agieren innerhalb wie auch außerhalb der Sitzungen. Für Anorektikerinnen sind es hier vor allem Gewichtsverlust und gewichtsreduzierende Medikamenteneinnahmen. Bei Bulimikerinnen – vor allem beim gleichzeitigen Vorliegen einer Borderlinestörung – sind es neben den essstörungsspezifischen Maßnahmen häufig Suizidalität und wahllose Sexualität, oft auch aufflackernder Drogenkonsum.
5. Schließlich nennt Kernberg narzisstische Widerstände in der Behandlung von Essgestörten. Sie treten bei gleichzeitigem Vorliegen einer narzisstischen Persönlichkeitsstörung verstärkt auf. Kernberg weist darauf hin, dass solche Konstellationen vor allem dadurch bemerkt werden können, dass sich die Therapeutin hilflos und fast verzweifelt fühlt, weil sie erlebt, dass sich innerhalb der therapeutischen Sitzungen fast nichts ändert. Sehr oft hat das damit zu tun, dass sich im Leben der Patientinnen außerhalb der Therapie einiges verändert, diese positive Entwicklung aber nicht der konstruktiven Mitwirkung der Therapeutin zugeschrieben werden darf, weil es für das narzisstische Größenselbst der Patientin nicht aushaltbar ist, dass Verbesserungen nicht ausschließlich durch sie selbst, sondern auch durch die Bemühungen der Therapeutin zustande gekommen sind. In Therapiesitzungen kann es in solchen Situationen manchmal passieren, dass die Patientin eine Formulierung der Therapeutin interessant findet, sie später selbst verwendet und dabei das Gefühl hat, die gut gefundene Formulierung selbst erschaffen zu haben. Diese narzisstische Übertragung erfordert manchmal viel Zeit für die Bearbeitung und ist ei-

ne Herausforderung für die Therapeutin im Hinblick auf das Containment.

Da ein niedriges strukturelles Persönlichkeitsniveau bei essgestörten Patientinnen viel häufiger diagnostiziert werden muss als ein lediglich neurotisches Strukturniveau, muss es sowohl bei der Vorbereitung der analytischen Psychotherapie als auch in deren Verlauf zu Modifikationen kommen, die die Patientinnen zwar einerseits fordern, aber nicht *über*fordern dürfen. Ein standardanalytisches Setting wäre für die meisten Betroffenen eine klare Überforderung. Die Formulierung eines eindeutigen Rahmens vor Beginn der ambulanten Psychotherapie und die Verteidigung dieses Rahmens im Behandlungsverlauf sind in der Regel große Herausforderungen für die Therapeutinnen und Therapeuten von essgestörten Patientinnen.

Was erleben essgestörte Frauen in der analytischen Psychotherapie?

Im Rahmen der zahlreichen Studien mit essgestörten Patientinnen wird die Antwort auf die gestellte Frage nach dem eigenen Erleben der Essstörung häufig nur mithilfe statistischer Variablen beantwortet. Interessant ist aber eine Pilotstudie von Eugène V. Beresin, Christopher Gordon und David B. Herzog (1989) mit dem Titel »The process of recovering from anorexia nervosa«. Im strengen Sinn handelt es sich auch gar nicht um eine statistische Arbeit, vielmehr geht es eigentlich um 13 Einzelfalldarstellungen.

Die Autoren stellen den Genesungsprozess anorektischer Frauen aus deren subjektiver Perspektive dar. Sie beschreiben, dass es im Rahmen der therapeutischen Beziehung für die Magersüchtigen wichtig war, Gefühlssicherheit zu entwickeln und mit einem nicht wertenden Verständnis aufseiten der Therapeutin oder des Therapeuten rechnen zu können. Dabei wurden dann feindselige Gefühle gegenüber den Eltern gelindert, primitive infantile Schuld abgebaut und eine gesündere jugendliche psychosexuelle Entwicklung in Gang gebracht. Mit diesem verbesserten Selbstgefühl fiel es den Betroffenen dann leichter, stabiler und »erwachsen« zu werden.

Die Arbeit ist aus selbstpsychologischer Perspektive angefertigt und es bleibt offen, inwieweit bei einem solchen Vorgehen zur Verteidigung des Therapierahmens die technische Neutralität zeitweilig verlassen werden konnte oder musste, ohne die Patientinnen zu konfrontieren. An manchen Stellen liest sich der Artikel so, als sei es psychotherapeutisch zweitrangig, in welcher körperlichen Verfassung die magersüchtigen Patientinnen waren. Vorstellbar ist aber, dass vor allem die hilfreiche therapeutische Beziehung ganz im Sinne von Lester Luborsky (1976) zunächst einmal einen erfolgreichen Prozess auf den Weg gebracht hatte. Wie anhaltend der Erfolg war, konnte in dieser Studie verständlicherweise noch nicht abschließend dargestellt werden. Interessant ist die Arbeit dennoch, weil sie eben das Erleben der Betroffenen mit deren eigenen Worten wiedergibt. Außerdem wissen wir heute aus der Rückfallforschung bei Drogenkrankheiten, dass zwischenzeitliche Erfolge trotz der Rückfälle die Gesamtperspektive erheblich verbessern können.

Die Autoren stellten den Patientinnen am Ende (einer stationären Behandlung) folgende interessante Frage: »Was ging Ihnen durch das Aufgeben der Magersucht verloren?« Eine Patientin antwortete:

> »Ich verlor die Besonderheit, von der ich dachte, dass die Magersucht sie mir gab. Ich war anders als alle anderen. Jetzt weiß ich, dass ich jemand bin, der das überwunden hat, was nicht allen gelingt.«

Und weiter:

> »Statt magersüchtig zu bleiben, konnte ich mich jetzt selbst akzeptieren. Ich verlor meine rigide Besessenheit, mein roboterartiges Verhalten. Ich verlor meine Ungeduld. Ich fühle mich jetzt sicherer. Ich kann mich jetzt auf mein eigenes Urteilsvermögen verlassen und bin nicht mehr auf andere angewiesen. Früher haben mich die Leute ausgenutzt. Jetzt nicht mehr. Ich dachte, ich könnte mein Leben kontrollieren, wenn ich meine Nahrungszufuhr kontrolliere, aber das war tatsächlich nicht der Fall. Als ich dünn war, fühlte ich mich als jemand Besonderes. Jetzt erlebe ich meine Besonderheit nicht durch mein Dünn-

> sein. Ich fühle mich im guten Sinn anders als andere« (Beresin et al., 1989, S. 124; Übersetzung W. K.).

Eine andere Patientin gab folgende Antwort:

> »Ich habe nichts verloren! Was hat den Platz der Magersucht eingenommen? Neugier, Lachen, Freude, Abenteuer, offene Augen für die vielen Dinge, die es gibt – und: Ich kann meine Gefühle spüren.
>
> Ich hatte nicht viel zu verlieren. Was ich zu verlieren hatte, war mein Elend, meine negative Art zu denken und viele Tränen. Nichts war mir recht. Ich fühlte mich von der Magersucht getrieben und ausgebremst. Was hat den Platz der Magersucht eingenommen? Sehen, Hören, Schmecken, Scharfsinnigkeit. Das gab es vorher nicht. Ich kann jetzt fühlen. Ich kann Menschen jetzt vermissen und ich kann genießen, mit ihnen zusammen zu sein.
>
> Ich verzichtete auf mein Machtgefühl. Ich gab meine Rituale und mein magisches Denken auf. Ich habe aufgehört, Abführmittel zu nehmen. Ich gab meine ständigen Magenprobleme auf. Ich gab meine Mutter als die perfekte Mutter auf und verzichtete darauf, symbiotisch mit ihr verbunden zu sein. Würde sie es überleben, wenn wir uns trennten? Was hat diesen Platz eingenommen? Ich habe diesen Platz eingenommen« (ebd.; Übersetzung W. K.).

Die beiden Zitate zeigen, dass – trotz gleicher Phänomenologie – individuell sehr unterschiedlich erlebt werden kann, wie es sich für die Betroffenen anfühlt, ihre Essstörung aufzugeben.

Die Übertragungs-Gegenübertragungs-Szene auf der Bühne der Therapie

Für das Gelingen einer Behandlung von Essstörungen ist zunächst eine tragfähige Arbeitsbeziehung ausschlaggebend. Das Symptom stellt eine Kompromissbildung dar, denn es dient der Angstreduktion. Die Aufrechterhaltung des Symptoms bildet damit eine ursprünglich funktionale Bedingung für die Krankheitsentstehung und stellt eine elementare Bedeutung für ein notdürftig aufrechterhaltenes intrapsychisches Gleichgewicht dar. In diesem Fall wird von einem primären Krankheitsgewinn gesprochen. Hinzu kommt, dass das Symptom einen bedeutsamen Einfluss auf das Verhalten der Betroffenen, aber auch auf Interaktionen haben kann, was unter dem Konzept des sekundären Krankheitsgewinns beschrieben wird.

Rainer Schors und Dorothea Huber (2004) beziehen in ihrer Betrachtung von Übertragungsphänomenen bei Essstörungen die Konzepte des primären und sekundären Krankheitsgewinns mit ein und betonen: »Wenn das Symptom nicht schon eine Bedeutung für die Beziehungsgestaltung und Interaktion hat, dann bekommt es diese Bedeutung spätestens bei dem Kampf um das Symptom. Das Symptom wird zum Maßstab in der Ausübung von Macht und Kontrolle in der Interaktion, und solange sich am Symptom nichts ändert, ist es wie ein Leck in einem Boot. Das Schöpfen kann höchstens einen Zustand des labilen Gleichgewichtes erreichen, aber keine Besserung, solange das Leck nicht geschlossen oder wenigstens verkleinert ist. Hier haben alle Anstrengungen langfristig bestenfalls milden Charakter, aber die Heilung ist ausgeschlossen, solange die Patientin einen Zugang zum Leck verwehrt« (Schors & Huber, 2004, S. 73).

Unter diesem Aspekt ist zu erwarten, dass Patientinnen mit Essstörungen im Rahmen einer Behandlung immer wieder um das Symptom kämpfen werden, dieses eben aufrechterhalten wollen und müssen, stellt es doch einen elementaren Teil des psychischen Gleichgewichts dar. Die Patientinnen müssen demnach dem Versuch widerstehen, das Behandlungsangebot masochistisch zu unterlaufen, um am therapeutisch begleiteten Genesungsprozess mitwirken zu können.

Michael J. Schulte und Christel Böhme-Bloem (1990) haben sich umfassend mit der Behandlung von Bulimikerinnen beschäftigt und halten fest: »Wenn wir trotzdem versuchen, soweit wie möglich den psychogenetischen Wurzeln des Syndroms in der Behandlung Rechnung zu tragen und die Übertragungsbeziehung zu suchen bzw. eine der Übertragungsentwicklung dienliche Atmosphäre zu schaffen und unsere Gegenübertragung als Therapieinstrument zu nutzen, so geschieht das, weil wir überzeugt sind, daß die Bulimie Ausdruck einer Störung der ganzen Person ist, eine tiefgreifende Neurose oder eine narzisstische Störung« (Schulte & Böhme-Bloem, 1990, S. 112).

Glen O. Gabbard (1995) betont, dass eine Gegenübertragung eine gemeinsame Kreation der Patientinnen und Behandelnden darstellt. Sie schließt einerseits die Vergangenheit der Therapeutin oder des Therapeuten und andererseits die projizierten Gefühle aus den Objektbeziehungserfahrungen der Patientin ein. Die Patientin projiziert also einen unbewussten Selbst- oder Objektanteil in die Therapeutin. Diese identifiziert sich in der Folge mit diesem Anteil. Die inneren Konflikte und Beziehungserfahrungen der Behandlerin werden wiederum Einfluss auf die Gegenübertragungsgefühle haben. Folglich stellt die projektive Identifizierung eine gemeinsame Kreation dar und die Gegenübertragung ist demnach im Kontext spezifischer Übertragungen zu sehen.

Diesen Umstand charakterisiert Otto F. Kernberg folgendermaßen:

> »Ebensowenig wie das gesamte Verhalten des Patienten der Übertragung entspricht, läßt sich das gesamte Verhalten des Psychoanalytikers unter das heutige Konzept der Gegenübertragung (als Gesamtheit der affektiven Reaktion des Analytikers auf den Patienten) subsumieren. Der beobachtende Ichanteil des Analytikers, seine durch Ausbildung, Wissen und Erfahrung bereicherte und verbesserte und mit entsprechenden Affekten verbundene Fähigkeit zur Selbstreflexion ist nicht Teil der Gegenübertragung. Ich betrachte die Gegenübertragung als eine Kompromissbildung, die sich aus dem Einfluss des Patienten und seiner Übertragung auf den Analytiker herleitet, sowie aus den Übertragungsdispositionen des Analytikers, die auf dessen unbewussten Konflikten und ihrer potenziellen Resonanz auf der Übertragung des Patienten beruhen. Unter diesem Blickwinkel scheint mir ein deutlicher Unterschied zwischen der Übertragung, einer ›Nicht-Kompromiss‹-Bildung, und der Gegenübertragung, einer Kompromissbildung, zu bestehen« (Kernberg, 1999, S. 880).

Bei Patientinnen mit Essstörungen spielen insbesondere narzisstische sowie Über-Ich-Aspekte und auch Konflikte um Autonomie und Abhängigkeit eine wichtige Rolle bei der Gestaltung der Szene aus Übertragung und Gegenübertragung.

Narzisstische Störungen im Übertragungs-Gegenübertragungs-Geschehen

Wir haben bereits dargestellt, dass sowohl bei der Anorexia nervosa und der Bulimia nervosa als auch bei der Binge-Eating-Störung ein ursprünglich im zwischenmenschlichen und seelischen Bereich angesiedelter Konflikt regressiv auf die Nahrungsaufnahme verschoben wird. So gehen unangenehme, für die Patientinnen unerträgliche Gefühle von Frustration, Ärger, Gier oder Angst bei der Bulimie oder der Binge-Eating-Störung dem Essanfall voraus. Oft wird ein quälendes Leeregefühl oder ein Gefühl, allein oder gänzlich verlassen zu sein, berichtet. Das Essen an sich, aber auch die gedankliche Beschäftigung mit der Nahrung wird zur Gewähr von Kontrolle und Sicherheit und somit von innerer Befriedigung. Es handelt sich also um einen narzisstischen Regulationsversuch.

Glen O. Gabbard (2021) gibt einen umfangreichen Überblick über narzisstische Übertragungsphänomene und Gegenübertragungsreaktionen. In seinen Ausführungen bezieht er sowohl selbstpsychologische Überlegungen Heinz Kohuts als auch objektbeziehungstheoretische Konzepte Otto Kernbergs mit ein. Gabbard arbeitet zentrale Schwierigkeiten heraus, die während der Arbeit mit narzisstischen Übertragungen entstehen können, wovon einige im Folgenden benannt werden sollen.

So ist die idealisierende Übertragung ein zentraler Aspekt, der bei narzisstischen Störungen auch in Kombination mit Essstörungen auftritt. Die Patientinnen könnten die Therapeutin bzw. den Therapeuten dazu verführen, die Idealisierung zu genießen, um sie somit nicht als Szene aus Übertragung und Gegenübertragung zu sehen. Eine idealisierende Übertragung verleiht den Patientinnen ein Gefühl der Selbstkohäsion, denn sie fühlen sich mit einem idealisierten Objekt verbunden. Eigene Wünsche, gebraucht, geliebt oder idealisiert zu werden, erschweren es Behandelnden unter Umständen, die Übertragungsbeziehung und damit verbundene schmerzhafte Gefühle aufzugreifen. Beim Bewusstwerden der Abwehr der Übertragung und damit verbunden dem Genuss an der Idealisierung entstehen nach Gabbard Beschämung und Schuldgefühle in der Therapeutin. Ebenfalls könnte ein zu frühes Deuten der Übertragung und Gegenübertragung der Angst- und Schamreduktion dienen.

Darüber hinaus weist Gabbard auf einen weiteren Aspekt hin: »Wieder andere haben ein großes Bedürfnis, sich selbst mithilfe ihrer Patienten aufzuwerten, und fördern aus diesem Grund die Idealisierungstendenzen ihrer Patienten, indem sie jedes Anzeichen von Feindseligkeit in der Übertragung ersticken. Nicht selten kommt es zu einer Kollusion mit den Patienten, in der aggressive Empfindungen auf Figuren außerhalb gerichtet werden, während der Analytiker selbst im Licht beispielloser Vollkommenheit und Liebe bestehen bleibt« (Gabbard, 2021, S. 630).

Im Falle einer narzisstischen Übertragungskonstellation können nach Gabbard Langeweile und Verachtung als Gegenübertragungsreaktion in der Therapeutin bzw. dem Therapeuten entstehen. Diese Gefühle tauchen auf, wenn wir uns als Behandelnde so fühlen, als würden wir nur dazu dienen, die Bedürfnisse der Patientinnen zu erfüllen, wir uns also um unsere eigene, getrennte und selbstständige Existenz beraubt fühlen. Die Patientinnen betrachten uns dann als Erweiterung ihres Selbst. Langeweile und Verachtung können als Teil der projizierten emotionalen Welt der Patientinnen verstanden werden (Gabbard, 2021). Eine Vertiefung biografischer Aspekte könnte in diesem Zusammenhang einen Blick auf frühere Erfahrungen in der Mutter-Kind-Beziehung eröffnen. Denkbar wäre, dass das Kind den Idealen der Mutter Folge leisten musste und als Teilobjekt der Mutter verwendet worden ist. Die Bedürftigkeit der Mutter fand selbst keinen Raum für Aufschub und so diente das Kind der narzisstischen Emotionsregulation der Mutter. Das kindliche Begehren blieb hinter dem der Eltern zurück.

Wie wir bereits beschrieben haben, benennt Otto F. Kernberg (2006) narzisstische Widerstände, die bei der Behandlung von Essgestörten auftreten können, wenn gleichzeitig eine narzisstische Persönlichkeitsstörung vorliegt. Diese Widerstände können durch ein Hilflosigkeits- und Verzweiflungsgefühl in den Behandelnden bemerkt werden, weil diese erleben, dass sich im Therapieverlauf fast nichts verändert. Oft gibt es jedoch Fortschritte im Leben der Patientinnen, die aufgrund von Neid und Abhängigkeitsängsten diese Gefühle nicht auch den Behandelnden zuschreiben können. Die Patientinnen bleiben dadurch in einer omnipotenten, pseudounabhängigen Position.

Narzisstische Übertragungen und damit verbundene Gegenübertragungsgefühle stellen eine Herausforderung für die Behandlung und die Therapeutin bzw. den Therapeuten dar. Es ist von großer Bedeutung, dass wir uns in das Übertragungs- und Gegenübertragungsgeschehen hineinbegeben und dabei mitunter über längere Strecken schwer erträgliche Gefühle stellvertretend für die Patientinnen in uns aufnehmen und containen. Nur so können wir die Beziehungskämpfe unserer Patientinnen nachvollziehen, finden sie doch im Hier und Jetzt der Therapiestunde statt. Die Voraussetzung aufseiten der Behandelnden ist jedoch, zulassen zu können, dass sich die Übertragungsthemen entwickeln und in uns sowie in der Interaktion mit unseren Patientinnen zeigen dürfen.

Abhängigkeit und Separation im Übertragungs-Gegenübertragungs-Geschehen

Frühe Beziehungserfahrungen führen bei Patientinnen mit Essstörungen dazu, dass Abhängigkeitserleben mit Selbst- und Objektkontrolle begegnet wird. Es wird sich also eine Übertragungsbeziehung herstellen, die von Kontrolle, von Abwehr der Abhängigkeit und von gierigem Objekthunger charakterisiert ist.

Zunächst ist zu bemerken, dass wir in der Behandlung von Essstörungen unserer eigenen Bedürftigkeit stärker begegnen, als es bei anderen Störungsbildern der Fall ist. Aus Berichten von Kollegen und auch aus eigenen Behandlungen von Anorektikerinnen wissen wir, dass nach Therapiestunden therapeutischerseits sehr häufig ein Hungergefühl auftaucht. Unseres Wissens wurde dieses Phänomen noch nicht systematisch untersucht, aber wir sind immer mehr der Meinung, dass es sich hierbei um die körperliche Auswirkung projizierten Hungererlebens handelt, mit dem sich die Behandelnden unbewusst identifiziert haben.

So könnte es auch sein, dass die Abwehr eigener gieriger Anteile zu strengen, vom Über-Ich geprägten Interventionen führt oder wir Deutungen geben, welche die Patientinnen auf Abstand halten sollen, sie gewissermaßen »abspeisen«. Dies führt dazu, dass wir ebenfalls durch Kontrolle gierige Impulse kompensieren wollen und die Gefühle der Patientinnen sowie die Übertragungsbeziehung zunächst nicht zulassen können. Dennoch könnte der Wunsch nach Kontrolle und die Abwehr der Gier ein Teil der Patientinnen sein, der mittels projektiver Identifikation in uns wirksam ist.

Michael Schulte und Christel Böhme-Bloem (1990) klassifizieren zu Beginn der psychotherapeutischen Behandlung ein bedeutsames Übertragungs-Gegenübertragungs-Geschehen, das sie als »hungrige Augen« beschreiben. Damit meinen sie ein Erleben, das sich in der Regel im Erstkontakt mit bulimischen Patientinnen einstellt. Sie beschreiben die Interaktion wie folgt: »Unverwandt richtet die Patientin ihren aufmerksamen Blick auf das Gesicht des Gegenübers, erwartungsvoll suchend« (ebd., S. 121). Bei den Behandelnden kann dies zu Impulsen führen, sich abwenden zu wollen, dem Blick der Patientinnen auszuweichen, sich gar verschließen zu wollen. In den Gegenübertragungsgefühlen spiegelt sich nach den Autoren die frühe Mutter-Säuglings-Beziehung wider: Die Gier der Tochter zeigt sich unmittelbar, während die Mutter eine ablehnende und folglich abwendende Haltung einnimmt und ihrem Säugling seine Gier nicht zugestehen kann. Die Behandelnden befinden sich unter Umständen dann in einer ähnlichen Rolle wie die reale Mutter, die die Patientin in der frühen Kindheit erlebt hat. Neben der Gier kann sich ferner eine kontrollierende Haltung zeigen:

> »Im Gegensatz zu den Patientinnen mit den hungrigen Augen scheinen andere ihre Augen kontrollierend zu hüten, sie blicken kaum auf, die Augen bleiben gesenkt; etwas Trotziges und Schamhaftes liegt in der Mimik, der Abwehrcharakter des gesenkten Blickes ist unmittelbar deutlich« (ebd.).

Die Gegenübertragungsgefühle sind gefärbt von dem Hunger der Patientinnen. Gefühle, die Patientinnen füttern zu wollen, also aktiver und schneller helfend intervenieren zu wollen, könnten in den Behandelnden aufsteigen.

In der Therapie, in der sich Phasen von Essanfällen und restriktivem Essverhalten abwechselten, zeigte die Patientin vor allem in der ersten Wochenstunde beim Eintreten in den Behandlungsraum einen musternden Blick mit weit aufgerissenen Augen. Wie in jeder analytischen Psychotherapie ist auch für eine solche Patientin das Erlebnis maßgeblich, dass es zu unvermeidlichen und wiederkehrenden Trennungen kommt, welche das Sicherheitsgefühl der Patientin kontinuierlich erschüttern. Dieser Patientin fiel die Trennung zwischen den Stunden besonders schwer, was sich auch in den Gegenübertragungsgefühlen (der Therapeutin) zeigte: Die Montagsstunden lagen wie unter einer Nebelwolke, und ein gedämpftes, ängstliches Gefühl zeigte sich in der Gegenübertragung. Die Therapeutin hatte das Gefühl, dass der Kontakt zwischen ihnen abgebrochen war, so, als hätte die reale Trennung zu einem Bruch der inneren Verbindung geführt.

Das Verhalten mancher essgestörten Patientinnen erinnert an die »Wiederannährungsphase« von Margaret Mahler (1978). Darin spielen ambivalente Strebungen eine erhebliche Rolle: Das Kind möchte einerseits von der Mutter autonom sein, sich von ihr entfernen; andererseits bestehen Ängste, die mütterliche Liebe und den symbiotischen Genuss zu verlieren. Dem Kind wird also zunehmend bewusst, dass es seine Mutter nicht omnipotent kontrollieren kann. In der Folge zeigt sich eine verstärkte Trennungsangst beim Kind. Der Blick essgestörter Patientinnen könnte zudem an das von Mahler beschriebene »Beschatten« erinnern, das für die Wiederannährungsphase charakteristisch ist. Das Kind beobachtet die Mutter und das, was sie tut ganz genau. Eine Mutter, die für kurze Zeit abwesend ist und dann zurückkehrt, kann ebenfalls diese ambivalenten Gefühle in ihrem Kind hervorrufen, und eine Therapeutin bzw. ein Therapeut wird diese frühe Objektbeziehung in der Übertragung und Gegenübertragung mit seiner Patientin wiedererleben.

Nach Peter Fonagy und Kollegen (2004) könnte das Beobachten essgestörter Patientinnen auch als Kontrollversuch und somit Selbstschutz vor den nicht berechenbaren Reaktionen der jeweiligen Behandelnden gesehen werden. Die Fähigkeit, die Gedanken und Gefühle anderer zu verstehen, zu mentalisieren, ist bei Patientinnen mit Essstörungen häufig eingeschränkt, denn in Menschen, die jemandem nach dessen eigenen Erfahrungen Böses wollen oder als abwesend erlebt werden, zu denen jedoch eine Abhängigkeit besteht, wird ein empathisches Sich-Hineinversetzen vermieden. Die Folge könnte unter bindungstheoretischer Perspektive ein kontrollierender, prüfender Blick sein, der auch Ausdruck einer fehlenden sicheren Bindung und damit verbunden einer mangelnden Fähigkeit ist, die eigenen mentalen Zustände, aber auch die der anderen Menschen, ausreichend gut zu erkennen. So zeigt sich passend zu dieser Einschätzung bei bulimischen und anorektischen Frauen, im Vergleich zu Frauen ohne Essstörungen, überzufällig häufig ein unsicherer-ambivalenter Bindungsstil (Steins et al., 2002).

Bei niedrig strukturierten essgestörten Patientinnen kommt es zu Beginn der Behandlung häufig zu einer psychopathischen Übertragung. Diese zeigt sich nach Otto F. Kernberg (2006) in einem Gefühl des Therapeuten, von der Patientin manipuliert zu werden, und an einer als unehrlich erlebten Kommunikation. Unbewusst haben die Patientinnen das Gefühl, von der Therapeutin ausgenutzt und manipuliert zu werden, und verhalten sich ebenso. Somit besteht der bedeutsamste Aspekt der psychopathischen Übertragung darin, dass die Patientinnen jener Überzeugung unterliegen, der Therapeut bzw. die Therapeutin sei unaufrichtig und unehrlich. Sie projizieren eigene Tendenzen auf das Gegenüber. Somit kann es tatsächlich sein, dass uns unsere Patientinnen anlügen oder ein manipulatives oder ausnutzendes Verhalten zeigen. Für die Behandelnden kann es schwer sein, sich diese Übertragungsform einzugestehen und deutend in die Beziehung einzubringen.

An dieser Stelle müssen wir eine psychopathische Übertragung von einer echten Psychopathie als charakterliche Struktur unterscheiden. Eine echte Psychopathie kann nicht mehr mit psychoanalytischen Methoden behandelt werden. Das Ansprechen und Durcharbeiten der psychopathischen Übertragung ist jedoch unabdingbar, damit sie in eine paranoide Übertragung überführt werden kann, die eine weitere Analyse des Misstrauens und der Ängste vor Abhängigkeit und Intimität ermöglicht. Kernberg schreibt dazu: »Wenn sich zu Beginn einer Behandlung misstrauische Übertragungen manifestieren und es dem Therapeuten gelingt, sie als chronische Lügen und epischen Kommunikationsstil zu diagnostizieren, dann lautet die entscheidende Frage, ob die Analyse dieser Entwicklungen zur Transformation einer psychopathischen Übertragung in eine offene paranoide Übertragung führt« (Kernberg, 2006, S. 194). Patientinnen fürchten in der paranoiden Übertragung, für ihre Ehrlichkeit und Offenheit, also vermehrtes Zulassen von Nähe, angegriffen oder sogar sadistisch behandelt zu werden.

Kommt es im Behandlungsverlauf zu einem Nachlassen der Symptomatik und somit zu einem Bewusstwerden regressiver Zuwendungs- und Nähewünsche, die sonst im Symptom gebunden sind, führt dies die essgestörten Patientinnen in ein Dilemma: Sie bemerken nun zwar vermehrt ihre orale Bedürftigkeit, können diese unter Umständen jedoch noch nicht ausreichend ertragen oder äußern. Als Abwehr der regressiven Wünsche nehmen sie nun eine Haltung trotziger Zurückhaltung oder passiver Verweigerung ein und »die dahinter versteckten Erwartungshaltungen sind oft nur mithilfe der Gegenübertragung des Therapeuten zu erspüren und müssen von diesem thematisiert werden« (Schors & Huber, 2004, S. 78). Es ist folglich auch hier notwendig, die Übertragung und Gegenübertragung zu analysieren und sie den Patientinnen über Deutungen zur Verfügung zu stellen.

Harvey Schwartz (1988) beschreibt das Verstehen der Gegenübertragung und Übertragungsbeziehung als Schlüssel zur Symptomveränderung in einer Behandlung von einer an Bulimia nervosa erkrankten Frau. In einer Kasuistik ermöglichte das Deuten eines Ausgeschlossenheitsgefühls ein Nachlassen der Symptomatik, nachdem sich der Therapeut in seiner Gegenübertragung ausgeschlossen gefühlt hatte. Auch Otto F. Kernberg beschreibt anhand eines Fallbeispiels, wie die Auseinandersetzung mit dem Übertragungs- und Gegenübertragungsgeschehen und dessen Deutung zu mehr Einsicht führte und schließlich zu einem Nachlassen der Symptomatik:

> »Sie erlebte mich wie eine invasive Mutter, die sie sowohl in den Stunden wie auch an ihrem Arbeitsplatz angriff. Zu anderen Zeiten identifizierte sie sich, ohne es zu bemerken, mit der invasiven Mutter und versuchte mich davon abzuhalten, etwas zu ihrer Erkenntnis und Klarsicht beizutragen. Ich wies darauf hin, daß die schreckliche Konfusion in der Frage, ob ihre Rivalin tatsächlich eine explosive Situation am Arbeitsplatz herbeiführte oder ob dies nur in der Fantasie der Patientin

> der Fall war, Teil eines Musters war, das auch in den Stunden zu beobachten war. Während sie sich durch mich kontrolliert und gehemmt fühlte, fühlte ich mich gehemmt und kontrolliert durch die Kombination aus ständiger Verzerrung dessen, was ich sagte (die Patientin interpretierte alles als Angriff auf sich), konfuse Berichte über das, was im Labor vor sich ging, und ihre Art, meine Klärungsversuche als eindringende, sadistische Versuche zu erleben, die das Ziel verfolgten, ihr Denken zu steuern« (Kernberg, 2006, S. 270f.).

Einen weiteren zentralen Aspekt für die Gestaltung der Szene aus Übertragung und Gegenübertragung arbeitet Thomas Ettl (2006) anschaulich heraus, indem er auf die fehlende Objektkonstanz essgestörter Patientinnen hinweist. Diese kann sich in einem Gefühl zeigen, von einem unstrukturierten und übermäßigen Redefluss ohne Inhaltskonsistenz überhäuft zu werden. Dabei können die Patientinnen auf das Gesprochene der vorherigen Stunde keinen Bezug nehmen und das vormals Gesagte scheint verloren. Auch hier lassen sich Rückschlüsse auf frühe Beziehungserfahrungen schließen, wenn wir das Verlorensein als inneren Teil der Patientinnen verstehen, der eine Folge der fehlenden Objektkonstanz darstellt.

Es zeigt sich, dass Ängste um Abhängigkeit und Separation, die sich durchaus mit narzisstischen Übertragungen überschneiden oder diese einschließen können, gerade bei der Behandlung von essgestörten Patientinnen eine große Bedeutung für die Gestaltung der Szene aus Übertragung und Gegenübertragung haben. Das Deuten und das damit verbundene einfühlsame Thematisieren unserer Gegenübertragungsgefühle und der Übertragungsbeziehung hilft uns und den Patientinnen, einen Zugang zur unbewussten, abgewehrten inneren Welt der Patientinnen zu erhalten.

Das pathologische Über-Ich im Übertragungs-Gegenübertragungs-Geschehen

Das strafende, mitunter sadistische Über-Ich stellt einen zentralen Aspekt bei der Pathologie essgestörter Patientinnen dar.

Dabei eröffnet bei diesen Frauen besonders der Kontrollverlust die Bühne für einen sadomasochistischen inneren Dialog und die Patientinnen bekommen den Sadismus ihres Über-Ichs in Gänze zu spüren. Bei der Binge-Eating-Störung und der Bulimie erfolgt der Kontrollverlust beim Essanfall; erlebt wird dabei vor allem der Verlust der Ich-Funktion ohne dass gleichzeitig eine Bewertung stattfindet. Diese erfolgt erst nach dem Essanfall durch das strenge Über-Ich, das heftige Schuld- und vor allem auch Schamgefühle auslöst.

Bei den Anorektikerinnen ist dagegen das Über-Ich so mächtig, dass es fast zuverlässig einen Triebdurchbruch verhindert. Kommt es gelegentlich doch einmal zu einem Essanfall – das passiert meistens den Purging-Anorektikerinnen –, so kann das zu einem katastrophalen Zusammenbruch mit schwersten Schuld- und Schamgefühlen führen, die manchmal in suizidale Krisen münden. Das Über-Ich greift die gierigen, als maßlos erlebten Anteile der Patientinnen an – als wären Gier und der damit verbundene Wunsch, sich etwas nehmend einverleiben zu wollen, eine schwere Straftat, der mit Buße, Scham- und Schuldgefühlen begegnet wird.

Nach Thomas Ettl (2006) ist bei der Behandlung von essgestörten Patientinnen die Frage zu stellen und zu klären »[…] wer mit wem spricht, für wen der Patient dieses oder jenes tut, wer befriedigt werden soll, das Ich oder das Über-Ich?« (ebd., S. 55). Dieser sadomasochistische Kampf kann sich durchaus in der Beziehung zwischen Therapeutin bzw. Therapeut und Patientin reinszenieren und uns als Behandelnde entweder in eine strafende oder eine machtlose Position bringen.

In der Gegenübertragung können wütende, aggressive Impulse auftauchen, wenn die Patientinnen die machtlose Position auf den Behandelnden projizieren und wenn diese stellvertretend für ihre Patientin den inneren Anteil containen. In diesem Fall wird der Therapeut bzw. die Therapeutin trotz eigener Bemühungen von den Patientinnen als böse und strafend erlebt. Deutungen empfinden sie dann als Angriff, was ebenfalls ausdrückt, wie sadistisch die Patientinnen den Behandelnden erleben (Schors & Huber, 2004; Ettl, 2006). Unsere Interventionen werden also als kritische Aufforderungen erlebt, denen unbedingt gefolgt werden muss.

Thomas Ettl (2006) weist darüber hinaus darauf hin, dass sich essgestörte Patientinnen in einem solchen Ausmaß den Deutungen unterwerfen können, dass der Eindruck entsteht, als würden sie ihre eigene Identität aufgeben und damit gänzlich dem Über-Ich entsprechen. In diesem Zusammenhang gilt zu bemerken, dass wir als Behandelnde durch eine Projektion strafender, sadistischer Über-Ich-Anteile durchaus zu einem strafenden Verhalten verführt werden können. In der Gegenübertragung zeigen sich dann oftmals Schuldgefühle, die als in den Therapeuten bzw. in die Therapeutin ausgelagerte Schuldgefühle der Patientinnen gesehen werden können. Ekel könnte im Behandelnden auftauchen, der eine Abwehrreaktion der mitunter als parasitär erlebten sadomasochistischen Beziehungsgestaltung darstellt (Kreuzer-Haustein, 2008).

Das pathologische strenge Über-Ich der Patientinnen und die damit verbundene Folgsamkeit kann ferner dazu führen, dass sie sich mit Gewalt eine Gewichtszunahme zumuten, der keine vorherige emotionale Reifung vorausging. Rainer Schors und Dorothea Huber beschreiben die Relevanz dieses Mechanismus ausführlich für den stationären Kontext, er kann unseres Erachtens jedoch ebenfalls im ambulanten psychotherapeutischen Setting beobachtet werden. Der Pseudo-Fortschritt ist dann ein Zeichen von Unterwerfung anstelle von Ich-Reifung (Schors & Huber, 2004). Eine Gewichtszunahme im Zusammenhang mit seelischer Nachreifung liegt nach unserer Ansicht dann vor, wenn die Betroffenen authentisch in ihrem Erleben und Verhalten eben diese Gewichtszunahme ich-synton erleben können. Das lässt sich in der Regel in längeren Psychotherapien nachvollziehen.

Drei Praxisbeispiele

Bei den folgenden Beispielen aus der ambulanten Praxisarbeit handelt es sich bei den ersten beiden Beschreibungen um modifizierte, psychoanalytische Therapien einer Anorektikerin und einer Bulimikerin. Ein modifiziertes psychoanalytisches Setting war in beiden Fällen deswegen indiziert, weil die Patientinnen im Hinblick auf ihre Ich-Funktionen und ihr Selbstkonzept ein erniedrigtes Strukturniveau der Persönlichkeit aufwiesen. Die dritte Behandlung der Patientin mit einer Essanfallsstörung erfolgte im klassischen psychoanalytischen Standardsetting, da bei der betroffenen Patientin lediglich ein neurotisches (und kein stärker erniedrigtes) Strukturniveau der Persönlichkeit vorlag. Die drei Behandlungen wurden von einem Therapeuten durchgeführt.

»Die gute Tochter ohne Probleme« – Anorexie

Anna, eine 22-jährige Patientin, stand kurz vor dem Abschluss ihrer Ausbildung als Erzieherin. Seit dem 16. Lebensjahr litt sie unter starken Minderwertigkeitsgefühlen und entwickelte nach und nach eine Anorexie, indem sie in extremer Weise Sport trieb und gleichzeitig fastete. Als sie dann nach dem Abitur aus ihrem Geburtsort – einer Kleinstadt – nach Berlin zog, verstärkte sich die Essstörung. Nachdem sich ihr körperlicher Zustand verschlechterte – der BMI lag unter 16 kg/m^2 – traten Schwindelzustände auf und die Menstruation der Patientin blieb aus. Außerdem reagierte sie zunehmend depressiv.

Anna ließ sich daraufhin von ihrer Hausärztin in eine psychosomatische Klinik einweisen. Dort verbesserte sich der körperliche Zustand etwas, aber die von der Patientin erlebte depressive Leere bestand weiter. Im Anschluss an die stationäre Behandlung unterzog sich die Patientin einer ambulanten Verhaltenstherapie, durch die sie sich körperlich stabilisieren konnte und an deren Ende der Verhaltenstherapeut eine psychoanalytische Weiterbehandlung empfahl.

Anna entstammte einer ursprünglich streng christlich-religiösen Familie. Mutter (Erzieherin) und Vater (Bauingenieur) waren bei der Geburt der Patientin 30 Jahre alt. Sie wuchs mit ihrem fünf Jahre älteren Bruder auf. Die Eltern stritten sehr viel und als die Patientin vier Jahre alt war, trennten sie sich. Die Eltern lernten rasch neue Partner kennen und heirateten nach der Scheidung erneut. Die Patientin blieb bei der Mutter, während ihr Bruder zum Vater und dessen neuer Partnerin in eine andere Stadt umzog. Der neue Stiefvater der Patientin bemühte sich um eine gute Beziehung zu ihr und war angeblich weniger streng als die Mutter. Anna schilderte, dass sie sich sehr bemüht habe, die mütterlichen

Erwartungen zu erfüllen. Ab dem zehnten Lebensjahr habe sie sich von der Mutter dazu beeinflusst gefühlt, den sporadischen Kontakt zu ihrem Vater »auf eigene Initiative« abzubrechen. Sie fühlte sich gedrängt, vor ihrer Mutter »die gute Tochter ohne Probleme« spielen zu müssen. Im selben Lebensjahr brachte ihre Mutter den Halbbruder zur Welt, um den sich die Patientin später oft kümmern musste.

Die erste sexuelle Beziehung im 16. Lebensjahr erlebte Anna als »grob« und abstoßend. Wenig später begann ihre anorektische Essstörung. Zwei Jahre danach – während der anorektischen Zeit – habe sie ein Jahr lang eine »offene Beziehung« zu einem 40 Jahre älteren Mann gehabt. Es sei ein »Experiment« gewesen, bei dem sie sich nicht wohl gefühlt hatte und das sie auch ihrer Mutter verheimlicht habe.

Die aktuelle Partnerschaft mit einem sieben Jahre älteren Mann, in der sich Anna befand, als sie sich das erste Mal in der Praxis vorstellte, war ebenfalls eine »offene Beziehung«, von der sie nun allerdings meinte, dass dies die beste Lebensform für sie sei, weil Zweierbeziehungen als Partnerschaften »ohnehin nicht klappten«. Gleichzeitig wünschte sie sich von ihrem Freund, dass beide eine »monogame Phase« einlegten, da sie sich von den polyamourösen Verhaltensweisen ihres Freundes vernachlässigt und gekränkt fühlte.

Arbeitshypothetisch ging der Therapeut von ziemlich widersprüchlichen, wahrscheinlich gespaltenen Repräsentanzen der primären (inneren) Objektbeziehungen aus. In ihm bildete sich die Patientin als unsicher und orientierungslos ab. Ihre äußere Erscheinung hatte – bis auf zwei kleine Ohrringe – fast nichts typisch Weibliches: In ihrem äußeren Erscheinungsbild wirkte sie eher wie ein spätpubertärer Junge.

Zu Therapiebeginn sehnte sie sich nach einer monogamen Beziehungsform und war bedürftig nach zärtlicher Zuwendung, aber ideologisierend wehrte sie genau diese Bedürftigkeit durch die prinzipielle Befürwortung einer »offenen Beziehung« ab. Zusätzlich ging der Therapeut von einer instabilen Identität bzw. einer Identitätsdiffusion aus, die er auch an dem äußeren Erscheinungsbild der Patientin festmachte. Sie war letztlich auch nicht in der Lage, zu entscheiden, ob eine offene oder eine monogame Beziehungsgestaltung besser zu ihr passte.

Auf der Grundlage dieser instabilen Objektbeziehungen (in der Kindheit) und der Trennung der Eltern in ihrem vierten Lebensjahr, ging der Therapeut davon aus, dass sich weder eine stabile Selbstrepräsentanz entwickeln noch eine belastbare frühe Triangulierung stattfinden konnte. Noch weniger konnte vor dem Hintergrund dieser Erfahrung eine späte (ödipale) Triangulierung von der Patientin erlebt werden. Es war wohl so, dass die Patientin kein gefühlssicheres, kohärentes Selbstbild bzw. Selbstwertgefüge verinnerlicht hatte, was in verschiedener Hinsicht zu der Identitätsdiffusion führen konnte: So schwankte sie weiterhin zwischen der Idealisierung einer offenen Beziehung und Treuewünschen, die sich an den Partner richteten, aber immer wieder auch leidvoll abgewehrt wurden. Von den Idealen ihrer religiösen Mutter wollte sie sich einerseits emanzipieren, andererseits wollte sie – um Anerkennung ringend – auch genau diesen Idealen entsprechen. Hierbei handelte es sich nicht um eine reife Form ambivalenten Erlebens, sondern um unverbunden und gespalten erlebte Selbstzustände. Diese gespaltenen Erlebnisformen, die immer auch die Verleugnung des abgespaltenen Erlebnisteils erforderten, fanden ihren Niederschlag in den sozialen Kontakten der Patientin und eben auch in der Therapie.

Der Therapeut besprach vor Therapiebeginn mit Anna die üblichen Rahmenbedingungen: Urlaubsregelung, Ausfallhonorarregelung etc.; es kam aber auch eine Absprache hinzu, dass kein regelmäßiger Alkoholkonsum stattfinden solle und, wenn sie Alkohol trinke, dann maximal zwei Gläser (à 0,2 l) Bier pro Abend. Der Konsum anderer Drogen, die sie manchmal unter dem Einfluss ihres Freundes einnahm, waren nach dieser Vereinbarung ausgeschlossen.

Diagnostisch ging der Therapeut davon aus, dass bei der Patientin außer der Anorexie auch eine abhängige Persönlichkeitsstörung vorlag und das Strukturniveau sich im höheren Borderline-Organisationsniveau (nach Kernberg) bewegte, also nicht einfach nur ein neurotisches Niveau der Persönlichkeitsorganisation vorlag.

Die im Therapeuten evozierten Gegenübertragungsgefühle sind meistens der Schlüssel zum Verständnis und zur Deutung der gesamten Übertragungsszene. Letztere kann metaphorisch als Bühne verstanden werden, auf der sich das Selbst der Patientin in einer affektgetönten Beziehung zum Therapeuten (Objekt) befindet. In den ersten Begegnungen mit der Patientin erlebte sich der Therapeut wie ein strenger Vater, gegen den eine pubertierende Tochter zwar rebellieren will, von dem diese aber auch beschützt und bei der Hand genommen werden möchte.

Gleich am Anfang der zweistündig pro Woche durchgeführten Behandlung im Sitzen griff Anna diesen verabredeten Rahmen an: Sie betrank sich an einem Abend und nahm auch andere Drogen ein. Der Therapeut deutete ihr Verhalten sofort als (verständliche) Rebellion gegen die Verabredung, mit der sie ihren eigenen Weg in die Freiheit suchte. Gleichwohl ließ er keinen Zweifel daran, dass die Verabredung trotz des vorgefallenen Regelbruchs weiter gültig bleiben müsse. Die gemeinsam getroffene Verabredung empfand sie ausschließlich als einseitige Vorschrift, die der Therapeut gemacht habe und der sie sich ausgeliefert fühlte. Der Therapeut räumte dies teilweise ein, stellte aber gleichzeitig klar, dass er unter allen von ihr geforderten Umständen nicht mit ihr arbeiten könne und dass sie dieser Abmachung vor Beginn der Therapie zugestimmt habe.

Was die Patientin an dieser Stelle erlebte, war nur eine Teilobjektbeziehung, deren anderer, abgespaltener Teil – Anlehnungs- und Versorgungswünsche – abgewehrt war. Die von der Patientin aktuell erlebbare Teilobjektbeziehung bzw. Dyade deutete der Therapeut folgendermaßen: »Sie erleben mich im Augenblick wie einen autoritären Despoten, sich selbst aber wie ein unterdrücktes Kind, das wütend an den Gefängnisgitterstäben rüttelt und sich so dagegen auflehnt!« Anna bestätigte dieses Bild. Nachdenklich wurde sie dann, als der abgewehrte bzw. abgespaltene Teil der Beziehung zur Sprache kam: »Dabei sträuben sie sich aber auch gleichzeitig dagegen, dass Sie spüren, dass es mir nicht gleichgültig ist, ob Sie sich selbst Schaden zufügen und die von Ihnen mithilfe der Therapie angestrebte Veränderung gefährden; dass sich jemand um Sie kümmert, dem Sie nicht gleichgültig sind, das ist wohl zu schön, um wahr zu sein!«

Die Patientin war über diese Deutung verblüfft. Technisch handelte es sich – wie bereits erwähnt – um die Deutung einer Objektbeziehung, die in zwei Teilobjektbeziehungen gespalten war. Die oben geschilderten Gegenübertragungsgefühle des Therapeuten hatten den Weg zur Deutung dieser Spaltung gebahnt.

Indem die beiden Teilobjektbeziehungen nacheinander und als zusammengehörig gedeutet wurden, konnte aus der Spaltung im »Entweder-oder-Modus« Ambivalenz im »Sowohl-als-auch-Modus« werden. Im Weiteren hielt sich Anna an die Verabredung und entdeckte dabei auch, dass sie nichts von ihrem Freund habe, wenn er bekifft sei und sie gleichzeitig nicht. Nachdem sie sich immer weniger von ihm beachtet fühlte, trennte sie sich von ihm, litt jedoch sehr darunter. Mehrfach träumte sie davon, wie sie wieder zusammenfänden und wie glücklich sie dann mit ihm wäre. In ihrem Gefühl, das eher ein narzisstisches Leeregefühl als eine objektbezogene Traurigkeit war, bot der Therapeut ihr eine dritte Stunde pro Woche an, die sie dankbar annahm. Vom Liegemodus wollte sie aber nichts wissen, weil sie deutlich spürte, wie sehr sie auch auf die Mimik und Gestik des Gegenübers angewiesen war.

Um sich zu »trösten«, versuchte sie sich erotisch auf andere Männer einzulassen, mit denen sie sich aber letztlich nicht wohl fühlte. Als sie einmal mit einem Mann tanzte und sie sich dann heftig küssten, musste sie rasch zur Toilette und sich übergeben. Als der Therapeut sagte: »Erst knutschen Sie rum und dann finden Sie sich zum Kotzen«, musste die Patientin laut lachen, konnte dann aber leichter darüber reden, dass etwas für sie in dieser Situation trotz ihrer Lust nicht gestimmt habe.

Nach ihrer Abschlussprüfung begann die Patientin in einer Kindertagesstätte zu arbeiten und erlebte dabei, dass sie sich wenig zutraute und übermäßig auf die Kolleginnen angewiesen war. Konflikte musste sie unbedingt vermeiden, was in einer Bemühung gipfelte, alles für ein hohes Wohlwollen zu tun, um nicht in Ungnade zu fallen. Sie spürte, dass sie am liebsten klein wäre – wie die von ihr betreuten Kinder – und selbst keine Verantwortung übernehmen wollte. Dies führte zu einem Dilemma, das auch in der Übertragung bearbeitet werden konnte:

Bei ihrer Arbeit wurde ein Fortbildungsseminar angekündigt, das zum Teil auf eine Therapiestunde fiel. An der Arbeitsstelle sagte sie ihre Teilnahme zu, weil das – sie war noch in der Probezeit – auch von ihr erwartet wurde. In der Therapie vermied sie die Frage, ob eine Verlegung, die ja gut begründet war, verabredet werden könne. Sie wollte sich dabei weder bei ihrer Chefin noch beim Therapeuten unbeliebt machen, aber nun rückte die Stunde immer näher, sodass sie vom Therapeuten erwartete, die Entscheidung zu treffen – was dieser natürlich nicht tat. Sie verließ schließlich die entsprechende Sitzung mit großem Schuldgefühl früher, um noch rechtzeitig an dem Seminar teilnehmen zu können.

In der Folgestunde klärten beide den Umstand, dass die Patientin schon drei Wochen vorher den Termin gewusst, jedoch nichts unternommen hatte, um aktiv mit ihrer Chefin oder mit dem Therapeuten eine Klärung herbeizuführen. Sie steckte den Kopf regelrecht in den Sand. Der Therapeut konnte sie so mit ihrer Angst konfrontieren, sich entweder bei ihrer Chefin oder bei ihm unbeliebt zu machen und damit kein angepasstes Kind mehr sein zu können. Sie wiederum hätte gewollt, dass andere ihr die Verantwortung abnehmen, dass etwa der Therapeut die Stunde hätte verlegen oder die Chefin ihr das Fernbleiben vom Seminar hätte erlauben sollen.

Ihr Wunsch, klein und versorgt bleiben zu dürfen, angeleitet oder bei der Hand genommen zu werden, war in verschiedenen Lebensbereichen wie der Arbeit, in ihren sozialen und auch sexuellen Kontakten sowie in der Therapie selbst zu beobachten. In der Therapie konnte dieser Wunsch jedoch bearbeitet werden. Die Patientin entdeckte zunehmend, dass sie auch etwas »zu sagen haben« wollte, aber die Angst, nicht gut genug zu sein, hemmte sie enorm.

Beim Therapeuten entstand der Eindruck, dass die junge Frau an einer Schwelle stand, an der sie sich in mehreren Lebensbereichen, eben auch als Frau, neu erfinden musste. In ihrem äußeren Erscheinungsbild zeigten sich zaghafte Versuche, ihr Frausein traditionell hervorzuheben: Ihre Haare wurden länger, sie wählte größere Ohrringe, trug zurückhaltend Lippenstift auf. Gleichzeitig war zu beobachten, dass sie ganz offenbar Gewicht verlor. Der Therapeut erinnerte sich nun daran, dass Anna in den Gesprächen vor der Therapie erzählt hatte, dass ihr anorektisches Verhalten nach ihren ersten sexuellen Erfahrungen begonnen und ihr Minderwertigkeitsgefühl zugenommen habe.

In der nun aufgetretenen Situation sah er eine Parallele und bestand darauf, dass sie einmal im Monat den Hausarzt zur Untersuchung (mit Gewichtskontrolle) aufsuchte und er gegebenenfalls mit ihm telefonieren und sich nach ihrem körperlichen Status erkundigen durfte. Die Patientin protestierte heftig und wollte nicht akzeptieren, dass auf diese Weise in ihre Autonomie eingriffen werde. Klassisch würde man den Gewichtsverlust und das Sträuben gegen hausärztliche Mitbetreuung als Agieren verstehen können, allerdings war darin auch ein progressiver Versuch zu erkennen, mitzureden bzw. über sich selbst zu bestimmen. Ohne auf die hausärztliche Mitbetreuung zu verzichten, drückte der Therapeut sein Verständnis gegenüber dem Protest von Anna aus und sagte ihr auch, dass es völlig plausibel sei, wenn sie darauf bestünde, selbst über ihren Körper zu bestimmen. Analytikerzentriert deutete er dann sein Verlassen der technischen Neutralität als vorübergehende Verantwortungsübernahme, da die Gefahr eines erneuten Aufflackerns der Anorexiesymptomatik bestand.

Der begonnene Rückfall in ihr anorektisches Essverhalten konnte damit abgewendet werden. Die Patientin machte daraufhin zunehmend selbstständige Schritte, übernahm mehr Verantwortung in ihrer Arbeit und konnte auch mit dem Therapeuten verhandeln, wenn es um Stundenverlegungen oder sogar Stundenausfälle ging. Sie konnte aushalten, dass er mit ihr verbunden blieb, aber ihre Autonomieentwicklung trotzdem nicht behinderte. Immer mehr konnte sie ihn mögen, gleichwohl mit ihm uneinig sein und streiten, aber immer auch ihre eigenen Wege gehen.

In diesem Zuge fing sie an, sich erotisch stärker für Frauen und weniger für Männer zu interessieren. Sie begann eine Liebesbeziehung mit einer anderen Frau, konnte sich dabei auch eigene Eifersucht eingestehen und weiter darüber nachdenken, ob sie sich – wie aktuell – sexuell stärker für Frauen oder vielleicht zukünftig auch wieder für Männer interessieren würde. In diesem Moment bevorzugte sie authentisch die monogame Beziehungsform, ohne sich selbst eine kleinbürgerliche Familienideologie vorwerfen zu müssen. Sie wirkte zufrieden mit ihrer Arbeit und in der Partnerschaft zu ihrer Freundin. Am Ende der Therapie – nach 300 Behandlungsstunden – war sie einerseits froh, dass die Behandlung nun auch zum Ende kam, aber ebenso traurig darüber, dass sie den Therapeuten nun nicht mehr an ihrer Seite haben würde. Psychodynamisch kam es zu dem Eindruck, dass sich durch die Therapie zunehmend eine Objektkonstanz in der Patientin herausgebildet und darauf basierend auch ein kohärentes Selbstkonzept entwickelt hatte.

»Es gibt nur Liebe oder Hass, nichts dazwischen« – Bulimie

Ina, eine 24-jährige Patientin, bemühte sich auf Anraten einer Beratungsstelle für Essstörungen um eine Psychotherapie. Seit mehr als zehn Jahren litt sie unter ihren Essproblemen, die mittlerweile bis zu fünfmal am Tag zu Ess-Brech-Attacken führten. Ein weiteres Problem waren die innere Unruhe und ihre Unfähigkeit, allein zu sein. In Angst- oder anderen Belastungssituationen fügte sie sich seit dem 16. Lebensjahr immer wieder Schnittverletzungen an den Oberarmen zu.

Es fiel ihr schwer, Kontakte zu anderen Menschen herzustellen. Sie war eine junge, hübsche Frau, die sich allerdings selbst als wertlos und körperlich unattraktiv empfand. In der Spätpubertät hatte sie stark und über mehrere Jahre Alkohol und auch verschiedene illegale Drogen konsumiert, um lockerer zu wirken, und hatte dadurch vermieden, sich mit ihrer erheblichen Kontaktstörung auseinanderzusetzen. Sie hatte drei stationäre und zwei ambulante Psychotherapien hinter sich. Mit 14 Jahren hatte sie zunächst eine Anorexie entwickelt, die im weiteren Verlauf in eine Bulimie übergangen war.

In den ersten Kontakten wirkte sie sehr bemüht, sorgte für die Zusendung der Arztbriefe an den Therapeuten, war aber durchgehend sehr traurig und teilweise verzweifelt. Sie lebte in einer Wohngemeinschaft, hatte aber kaum Kontakt mit den Mitbewohnern. Meistens hielt sie sich bei ihrem gleichaltrigen Freund auf, der Kunst studierte. Sie war extrem eifersüchtig und fürchtete ständig, dass ihr Freund sie verlassen und sich einer anderen Frau zuwenden könnte. Freundliche Gespräche ihres Freundes mit anderen Frauen weckten bei ihr sofort unabweisbare Verlustängste.

Als Schulabschluss hatte sie ein Fachabitur auf dem zweiten Bildungsweg erworben. Ausbildungen und Studiumsversuche hatte sie mehrfach abgebrochen. Aktuell arbeitete sie in einem Café. Diese Tätigkeit erlebte sie als hilfreiche Strukturierung im Tagesablauf, den sie sonst auch nicht anders hätte ausfüllen können.

Die Patientin beschrieb sich als »sehr gut bei der Arbeit«. Wenn sie aber einmal nicht arbeitete, erlebte sie einen »Fall ins Bodenlose«. Insbesondere kam sie dann nicht mit dem Alleinsein zurecht. Auf die Frage, was für ein Mensch sie sei, antwortete sie viel- und nichtssagend zugleich: »Ich könnte alles sein!« Sie könne sowohl ein Leben als Schickimicki-Frau führen und in großartigen Läden einkaufen, aber auch in einfachen Verhältnissen auf einem Bauernhof leben. Sie könne manchmal den Wunsch nach Sauberkeit und Ordnung haben, dann aber auch genauso gut »im Dreck leben«. Mit Geld könne sie schlecht umgehen, gebe es auch schnell aus, bezahle aber ihre Rechnungen. Sie habe weder Schulden noch Guthaben. Mit Wut und Ärger könne sie nicht gut umgehen: Sehr oft müsse sie sich übergeben, wenn sie wütend sei. Sie sei oft ungeduldig, und wenn jemand sie nicht verstehe, würde sie wütend (etwa bei den Eltern oder im Auto beim Warten auf eine Parklücke). Sie schilderte insgesamt wütende Impulsdurchbrüche, die sich aber nicht auf Objekte der Außenwelt richteten, sondern gegen sie selbst.

Während einer probatorischen Sitzung berichtete Ina, dass ihr Freund sich mit seiner Ex-Freundin verabredet habe. Sie geriet dadurch in einen sehr heftigen Unruhezustand und glaubte Stimmen zu hören, die Abwertendes über sie sagten (»dein fetter Körper« und »dein ekliges Aussehen«). Der Therapeut deutete die »Stimmen« sofort als ihre eigene Selbstentwertung und sagte, dass sie nicht von außen, sondern aus ihr selbst kämen. Er fügte hinzu, dass sie offenbar anfinge, sich selbst zu hassen, sobald sie Angst bekomme, nicht mehr von anderen geliebt oder bewundert zu werden. Sie komme dann in die Gefahr, sich selbst zu verlieren, indem sie unsicher in Bezug darauf werde, ob das, was sie spürt, von innen oder von außen komme. Dadurch konnte sie sich beruhigen und sich von der paranoiden Externalisierung ihrer Selbstentwertung distanzieren. Sie erinnerte sich, dass sie in der Pubertät schon einmal etwas Ähnliches erlebt hatte. Damals wie diesmal ging dem Erlebnis voraus, dass sich die Patientin oberflächlich am linken Unterarm mit einem Messer ritzte, weil sie das Gefühl hatte, sich nicht mehr zu spüren. Zu diesen oberflächlichen Selbstritzungen war es erstmalig in ihrem 16. Lebensjahr gekommen.

Sie sei ein sehr »schwieriges Kind« und »ständig unzufrieden« und in der Schule sehr schüchtern gewesen. Auf die ein Jahr ältere Schwester sei sie immer neidisch gewesen und habe stets dasselbe wie diese haben oder machen wollen. Von ihrem Vater sei sie früher begeistert gewesen; sie habe ihn »toll« gefunden und sich immer gefragt, warum er wohl ausgerechnet mit ihrer Mutter verheiratet sei. Sie habe richtiggehend um ihn gebuhlt. Aber später fand sie ihn auch verzagt und initiativlos.

Beide Eltern waren bei der Geburt der Patientin 30 Jahre alt gewesen. Die Mutter war im erzieherischen Bereich tätig, der Vater als Beamter in einer Behörde. Die Mutter sei nicht streng gewesen, aber die Patientin habe sie »irgendwie« nicht leiden können – später habe ihr die Mutter einmal gesagt, dass sie sie nie habe bekommen wollen. Zwar räumte die Patientin ein, dass die Mutter sich um sie Sorgen mache, doch hatte sie gleichzeitig das Gefühl, dass sie sich bei ihren Anrufen nach dem Auszug aus dem Zuhause nur nach dem Hund der Patientin erkundige und nicht nach ihr selbst. Auf die Frage, ob sie sich vorstellen könne, dass die Mutter einen Vorwand suchte, um mit ihr in Kontakt zu kommen, reagierte sie sehr überrascht, hielt es aber nach einigem Nachdenken für möglich.

In der Kindheit und in ihrer Jugend erlebte sie ihre Eltern so, dass sie ihr immer die Probleme aus dem Weg geräumt hätten und sie nie etwas habe ausbaden oder sich bewähren müssen. Sie habe nie so etwas wie Standhaftigkeit oder Durchhaltevermögen entwickelt. Bis in die Schulzeit habe sie regelmäßig im Bett der Eltern geschlafen.

Indem Eltern ihren Kindern diese Möglichkeit schaffen, helfen sie ihnen vielleicht situativ, die Zumutung des Alleinseins nicht erleben zu müssen; werden diese Verhaltensweisen zur Gewohnheit, so erschweren die Eltern es den Kindern allerdings, die Abwesenheit wichtiger, nahestehender Menschen in Zukunft überhaupt ertragen zu können. Psychodynamisch gehen wir dann davon aus, dass teilweise verhindert wird, in Abwesenheit des realen Objekts eine (innere) Objektrepräsentanz zu errichten, die die Abwesenheit des realen äußeren Objekts aushaltbar werden lässt.

Eigene Aktivitäten habe sie meistens nicht durchgehalten: weder den Ballettunterricht in der Kindheit noch andere begonnene Aktivitäten. In der Schule habe sie zunächst gute Noten gehabt, aber als sie sich dann in ständiger Konkurrenz mit Klassenkameraden erlebt habe, sei sie immer schlechter geworden.

Klassenfahrten hätten stets damit geendet, dass der Vater sie habe nach Hause holen müssen. Ein begonnenes Auslandsjahr während ihrer Schulzeit endete nach wenigen Tagen so, dass die Patientin nicht mehr aß, massive Ängste entwickelte und vorzeitig nach Deutschland zurückmusste.

Auch Versuche, zu studieren, wurden jeweils nach kurzer Zeit abgebrochen. Der Job als Serviererin, den sie seit ihrem Fachabitur ausübte und von dem sie lebte, gab ihr am meisten Sicherheit und Struktur.

Die Patientin war wegen der Essstörung zur Therapie gekommen. Das bulimische Verhalten verstand der Therapeut aber im Rahmen einer Komorbidität bei erheblich struktureller Pathologie. Aus dieser Perspektive verhielt es sich so, dass die Patientin bislang noch keine tragende bzw. belastbare Selbstrepräsentanz aufgebaut hatte, die eine Wurzel für Selbstwertgefühl und Selbstsicherheit hätte sein können. Die Ursache dafür bestand darin, dass sie als zunächst verwöhnte Zweitgeborene – und Vaters Prinzessin – deutlich zu wenig Frustrationen zugemutet bekommen hatte, die die Reifung hätten fördern und eigene Kreativität und Werkfreude auf den Weg bringen können.

Die Farblosigkeit der geschilderten Elternrepräsentanzen kam dadurch zustande, dass die Eltern von der Patientin nur dann als hilfreich und wirklich vorhanden erlebt werden konnten, wenn sie real als äußere, steuernde Objekte zur Verfügung standen. Zwangsläufig wurden sie aber für die Patientin auch als äußere steuernde Objekte frustrierend, sobald sie ihre Wünsche nicht völlig befriedigten. Die sich daraus ergebende Tragik bestand in der Unfähigkeit der Patientin, wenigstens vorübergehend allein zu sein, sich selbst auf der Basis tragender innerer Elternobjekte zu steuern sowie im Weiteren eine eigene Wunschwelt mit subjektiven Visionen und gleichzeitiger Flexibilität in der realen (äußeren) Welt zu entwickeln. Das fand seinen Niederschlag darin, dass die Patientin verschiedene Vorhaben zwar begann, sie jedoch beim Auftauchen von Hindernissen einfach wieder abbrach. Die Personen ihrer Umgebung wurden dann als unbefriedigend erlebt und die Wut, die gegen diese Personen (Eltern, Freund etc.) auftauchten, wandte die Patientin gegen sich selbst. Der dann verloren gegangene Halt wurde durchaus bedrohlich für die Patientin und führte unter anderem zur Flucht in den Drogenkonsum. Der Verzicht auf diese Flucht als Voraussetzung für die Psychotherapie – eine wichtige Rahmenbedingung! – förderte zwar die Krankheitseinsicht, aber vermittelte der Patientin auch ein Gefühl von großer Not.

Der Therapeut ging bei der Patientin von einer Borderlinestörung (F 60.31) aus bei gleichzeitig deutlich vorhandenen narzisstischen Zügen. Des Weiteren bestand eine Bulimia nervosa mit selbst induziertem Erbrechen und rezidivierendem anorektiformem Fasten (F 50.2).

Die ersten Sitzungen (zweistündig pro Woche im Sitzen) wurden von beiden Seiten als sehr anstrengend erlebt: Immer wieder »verschanzte« sich die Patientin hinter der Annahme, dass sie keine an sie gestellte Herausforderung bestehen könne. Das führte zu Selbstbezichtigungen, wie schlecht und unfähig sie sei. Sie regredierte massiv und hörte immer wieder die anklagenden Stimmen, die als Teil ihrer selbst gedeutet wurden. Gleichzeitig waren diese Selbstbezichtigungen auch eine Anklage gegen die Zumutungen der Welt. Sie fühlte sich wie ein kleines Mädchen, das völlig überfordert war, merkte aber, dass sie eigentlich anders sein wollte. Einmal sagte sie: »Andere machen große Reisen ins Ausland und ich kann nicht einmal mein Zimmer aufräumen!«

Der Analytiker fühlte sich hin- und hergerissen zwischen zwei parallel in ihm entstandenen, aber doch widersprüchlichen Gefühlen: Einerseits ärgerte er sich über die durch Ina forcierte Unselbstständigkeit und dachte: »Ja genau, dann räume doch dein Zimmer gefälligst mal selbst auf«; andererseits spürte er Mitleid gegenüber der authentischen Hilflosigkeit seiner Patientin, die einfach nicht anders konnte, als symbolisch darum zu bitten, bei der Hand genommen zu werden.

Die ersten Therapiesitzungen verliefen nicht sehr psychoanalytisch im engeren Sinn: Besprochen und klarifiziert wurden vor allem Dinge der äußeren Realität bzw. ihrer sozialen Lebenswirklichkeit, zum Beispiel, wie sie sich ein Girokonto einrichten könnte, wo sie sich hinwenden müsste, um ihr Telefon reparieren zu lassen, ob sie sich das von der Mutter auf Dauer geliehene Auto bei ihrem geringen Einkommen noch leisten könnte etc.

Mit der Zeit traten erste Veränderungen ein: Sie räumte ihr Zimmer auf, kaufte sich einen Schreibtisch, schaffte sich einen Laptop an und ließ ihr Telefon reparieren. Statt mit dem geliehenen Auto fuhr sie nun mit dem Fahrrad, was ihr sogar Spaß machte. Als die Patientin zum ersten Mal seit zehn Jahren ein zufällig gekauftes Buch mit Interesse gelesen hatte, handelte es sich um einen autobiografischen Roman über ein Mädchen, das sich aus eigener Kraft von den bösen Geistern seiner Kindheit und Jugend befreit hatte.

Vor dem Sommerurlaub des Therapeuten sagte sie, dass sie seine Abwesenheit nur schwer ertragen könne. Sie bat darum, für diese Zeit einen Gegenstand aus der Praxis ausleihen zu dürfen, was ihr der Therapeut gewährte. Dies entsprach der Inanspruchnahme eines Übergangsobjekts, das die Abwesenheit des realen Objekts »Analytiker« erträglich machen sollte. Psychodynamisch war das als ein wichtiger Schritt zu verstehen, mit dem die noch nicht stabile (innere) Repräsentanz des Analytikers vorübergehend erträglich gemacht werden sollte. Nach der Rückkehr aus dem Urlaub gab ihr der Therapeut »versehentlich« und indirekt zu verstehen, dass er das Buch, über das sie gesprochen hatte, gelesen habe. Sie wusste nun, dass er das nur im Urlaub gelesen haben konnte, wodurch ihr klar war, dass auch er sie auf eine gewisse Weise mit in den Urlaub genommen hatte. Sie war beeindruckt und hatte das Gefühl, dass er wirklich an ihr interessiert war.

Mit der Vorstellung, dass eine dritte Stunde pro Woche die Innenwelt stärker strukturieren helfen könnte, bot ihr der Therapeut an, eine dritte Stunde einzurichten. Darüber war sie zunächst hoch erfreut. Bei dem Versuch einer Terminabsprache reagierte sie allerdings überraschend panisch, fühlte sich unter Druck gesetzt und sagte fast weinend, dass sie doch im Café arbeiten müsse und dort nicht frei bekäme. Er verstand, dass es ihr bei drei wöchentlichen Sitzungen zu dicht würde. Wenig später wurde deutlich, dass es womöglich noch eine andere Wurzel für diese Angst vor zu großer Nähe geben könnte.

Schon während der probatorischen Sitzungen war aufgefallen, dass die dauerhafte Verfügbarkeit der Eltern während der Kindheit die Patientin immer noch von der realen Präsenz eines äußeren, steuernden Objekts abhängig machte. Dies kam auch innerhalb der therapeutischen Beziehung zum Tragen. Trotz dieses Umstands wünschte sich die Patientin nichts sehnlicher, als eine autonome, selbstsichere Frau zu sein. Auf die Nähe eines versorgenden Objekts angewiesen zu sein und die gleichzeitig immer stärker werdende Sehnsucht nach Autonomie riefen in der Patientin eine Spannung hervor, die weder die Nähe noch die Distanz zu anderen aushaltbar machte: Einerseits wollte sie ganz eng mit dem Therapeuten verbunden sein, andererseits sehnte sie sich danach, von ihm loszukommen.

Es trat eine Phase ein, in der sie immer wieder Stunden versäumte, gleichzeitig aber versuchte, über E-Mail in Kontakt zu bleiben. Einmal schrieb sie, dass sie viel deutlicher ihre destruktive und selbstdestruktive Seite spüre und deswegen nicht in die Stunden kommen könne. Sie habe die Angst, dass es darum gehen könne, entweder in die Therapie zu gehen oder zu kotzen. So schrieb sie einmal:

> »Ich würde ja gerne die Therapie weitermachen, aber wenn diese destruktive Seite in mir so stark ist, dann bin ich nicht mehr zuverlässig, es wird dann aber auch mit dem Ausfallshonorar zu teuer für mich. Ich fühle mich gespalten. Gestern habe ich mir eine Pflanze gekauft. Aber ich verstehe überhaupt nicht, was da in mir los ist und warum es in mir etwas gibt, was nicht möchte, dass es mir gut geht. Ich habe gemerkt, dass ich selbstständiger und verantwortungsvoller werden muss, habe aber riesigen Schiss davor. Wenn ich die Straße entlanggehe oder mit dem Fahrrad fahre, fühle ich mich sehr häufig verfolgt und bekomme Angst. In Wirklichkeit ist aber niemand da, der mich verfolgt.«

Ina hatte einmal aus ihrer drogenaktiven Zeit berichtet, dass sie zeitweilig sexuelle Beziehungen zu älteren Männern gehabt habe, um nicht allein sein zu müssen. Diese Männer seien nicht immer gut mit ihr umgegangen. Wurde nun der Therapeut als älterer Mann in der paranoiden Erlebniswelt der Patientin auch zum Verfolger?

In dieser Situation tat der Therapeut etwas, was eine erhebliche und ungewöhnliche Modifikation in der analytischen Psychotherapie darstellte: Er rief die Patientin an und sagte ihr, dass er verstünde, dass ihr Fernbleiben von der Therapie auch eine Schutzsuche sei und sie sich ihm nicht ausliefern wolle, so wie sie es früher bei anderen Männern getan hatte. Er sagte aber auch, dass er glaube, sie beide sollten darüber sprechen, er würde sie daher zur nächsten Stunde erwarten. Tatsächlich erschien sie.

Der Therapeut hatte sich also – einmal mehr – aktiv um sie gekümmert und sie aus der Isolation geholt.

Die Bulimie der Patientin war zu diesem Zeitpunkt etwas zurückgegangen. Das war aber nicht unproblematisch für sie, denn genau mit ihrer Bulimie erlebte sie ein Stück Autonomie, das ihr durch ihr eigenes Therapieziel streitig gemacht wurde. Ohne sich abzumelden, blieb die Patientin dann erneut zweimal den verabredeten Therapiesitzungen fern. Der Therapeut schrieb ihr daraufhin einen Brief, in dem er mitteilte, dass er zur Vermeidung eines noch höheren Ausfallhonorars sämtliche weiteren Stunden ausgesetzt hätte, und bat um Kontaktaufnahme für neue Stundenverabredungen. Nach heftigen Konflikten mit ihrem Freund, in denen sie sich auch körperlich sehr abgelehnt fühlte, nahm sie früher verordnete und aufgehobene psychiatrische Medikamente in einer Überdosis ein, trank dazu reichlich Alkohol und musste im Krankenhaus zwei Tage intensivmedizinisch überwacht werden.

Danach erschien sie wieder in der Therapie, und nachdem der Therapeut sie damit konfrontiert hatte, sich selbst mit ihrem Handeln und auch den Fortgang der Therapie schwer gefährdet zu haben, bekräftigte er die früher getroffene Absprache, dass eine Terminabsage telefonisch innerhalb 24 Stunden vor dem Termin erfolgen müsse, worauf sie sich auch einließ. Er unterstrich den heftig von ihr angegriffenen Rahmen der Therapie durch die Ankündigung, dass ein erneuter Suizidversuch zeigen würde, dass sie die Therapie nicht nützlich verwenden könne und er in diesem Fall die Therapie beenden würde, ihr dann aber helfen würde, eine Alternative zu finden. Sie war froh, dass ihr eine Struktur mit Grenzen aufgezeigt wurde, die sie selbst nicht zustande brachte. Als der Therapeut ihre Erleichterung darüber wahrnahm, deutete er die vermutete Dyade, sodass sich der folgende Dialog ergab.

T: »Ich habe den Eindruck, dass Sie mich wie einen Lehrer erleben, dem etwas an Ihnen liegt und der auf Sie aufpassen soll. Damit bringen Sie mich allerdings auch dazu, der Bestimmer zu sein und Ordnung für Sie darin zu schaffen, was Sie noch nicht selbstständig auf den Weg bringen können.«

P: »Ja, das stimmt, es ist aber auch gut so. Ich finde es ja selbst schlimm, dass ich mich so verhalten habe. Aber es ist immer so extrem bei mir, es gibt nur Liebe oder Hass, nichts dazwischen!«

T: »Was Sie sagen, wirkt so, als würden Sie auf dem Klavier immer nur die ganz tiefen oder die ganz hohen Tasten spielen. Die meisten Stücke des Lebens sind aber auch für die Tasten geschrieben, die dazwischen liegen.«

Pause

P: »Irgendwie bin ich immer so negativ, so destruktiv, das ist irgendwie auch kindlich.«

T: »Also ich denke, Sie wünschen sich auch, dass andere sich um sie sorgen, und da können Sie auch ganz schön die Puppen tanzen lassen.«

P: »Ich finde es ja ganz erstaunlich, dass mein Freund das alles mitmacht!«

T: *(denkt dabei, dass auch er selbst gemeint ist)* »Ja, das finde ich auch erstaunlich!«

P: *(völlig überrascht)* »Das ist jetzt aber hart, was Sie da gesagt haben.«

T: »Ich habe wiederholt, was Sie selbst sagten. Aber vielleicht haben Sie sich gewünscht, dass ich Ihnen widerspreche.«

P: »Ja, vielleicht. – Aber es ist ja die Realität, und wahrscheinlich brauche ich es, dass die anderen sich um mich kümmern oder mir eine Art Richtschnur geben.«

Nach diesem dramatischen Ereignis kehrte mehr Ruhe ins Leben der Patientin ein. Die bulimischen Aktivitäten verschwanden teilweise über mehrere Wochen und kehrten nicht mehr in gleicher Intensität wie vor der Therapie zurück. Insgesamt wirkte sie stabiler und ernsthafter. In die Therapie brachte sie dann die ihr zugeschickte Krankenhausrechnung mit, die ihr Vater, bei dem sie zu diesem Zeitpunkt noch mitversichert war, bei der Krankenversicherung einreichen sollte. Sie schämte sich, denn die Eltern wussten überhaupt nichts von ihrem Krankenhausaufenthalt und auf der Rechnung stand als Diagnose »Tablettenintoxikation in suizidaler Absicht«.

In der Besprechung wurde immer klarer, dass die Patientin den Eltern nicht vorenthalten konnte, was sie getan hatte, allerdings entwickelte sie eine Strategie, mit der sie ein Stück Autonomie in Anspruch nahm: Sie teilte den Eltern die Tatsache ihres Suizidversuchs mit, stellte aber gleichzeitig klar, dass sie die Ereignisse intensiv in ihrer eigenen Therapie bearbeite und deswegen nicht im Detail mit den Eltern darüber reden wolle. Weitere autonome Schritte folgten, als sie eine feste Anstellung an ihrem Arbeitsplatz bekam, sich daraufhin selbstständig bei einer gesetzlichen Krankenkasse versicherte und außerdem eine zertifizierte Weiterbildung im Rahmen ihrer Tätigkeit antrat. Die Abschlussprüfung dieser Weiterbildung legte sie als Beste ab und sparte nun Geld für einen Auslandsaufenthalt.

In der Beziehung zu anderen Menschen und auch in der Beziehung zum Therapeuten war zu beobachten, dass sie sich immer häufiger in andere Menschen hineinversetzte. So sorgte sie sich um einen Mitarbeiter an ihrem Arbeitsplatz, der plötzlich nicht mehr kam. Sie kümmerte sich um ihn und suchte ihn zu Hause auf, so wie sie die Kontaktbemühungen des Therapeuten um sie selbst erlebt hatte. Auch um ihn sorgte sie sich, erlebte ihn einmal als angespannt, als er unter Zeitdruck die Therapiestunde mit ihr absolvierte. Diese Mentalisierung der anderen und die damit verknüpfte Empathie erlebte der Therapeut als echten Fortschritt und auch als einen Aspekt ihrer Autonomie, indem sie sich selbstständig und gleichzeitig sozial erleben konnte.

Essattacken und selbst hervorgerufenes Erbrechen traten dann immer seltener auf, maximal zwei- bis dreimal pro Jahr in Situationen, die die Patientin in der Arbeit oder in ihrer Beziehung als stressig erlebte. Beruflich wurde sie immer erfolgreicher und übernahm eine Leitungsfunktion in ihrem Arbeitsbereich. Parallel dazu tauchte in ihr die Frage auf, ob es einmal dazu kommen könne, mit ihrem Freund eine Familie zu gründen. Die Therapie endete erst einmal damit, dass die Patientin nach Ausschöpfung des Krankenkassenkontingents für ein Jahr in die Schweiz ging, wo sie sich im Hotelwesen weiterqualifizierte.

Nach vier Jahren kam Ina erneut für wenige Sitzungen zum Therapeuten, um zu besprechen, ob es gut sei, jetzt ihren Wunsch, eine Familie zu gründen, in die Tat umzusetzen. In diesen Sitzungen saß da eine attraktive junge Frau, die ziemlich genau wusste, was sie wollte, aber auch ihre eigenen Fragen und Zweifel über Pläne und Wünsche ernst nahm. Nach weiteren zwei Jahren war sie Mutter geworden. Die Diagnose einer Bulimie konnte zu diesem Zeitpunkt bei einem erneuten Beratungsgespräch nicht mehr gestellt werden und auch das Vollbild einer Borderline-Persönlichkeitsstörung lag nicht mehr vor.

»Ich lasse nichts passieren« – Binge Eating

Liane, eine 35-jährige Patientin, kam in die Therapie, nachdem ihr diese durch ein Beratungszentrum empfohlen worden war. Im Gespräch wirkte sie scheu und schüchtern und fast ein bisschen gefügig.

Seit ihrer Jugend litt sie daran, zu viel zu essen. Sie wähle schon immer zu große Portionen und habe auch das Falsche gegessen. Wenn Sie Langeweile empfunden habe, seien wiederholt Essanfälle aufgetreten. Dadurch habe sie bereits in der Jugend eine Tendenz zum Übergewicht gehabt. Zwar fahre sie gerne mit dem Fahrrad, doch habe sie nie sonderlich Spaß am Sport gehabt. In der letzten Zeit seien depressive Verstimmungszustände im Wechsel mit Gleichgültigkeit und Langeweile hinzugekommen. Dabei seien auch die Essattacken häufiger geworden. Bulimische Verhaltensweisen zur Gewichtsreduktion schilderte sie dagegen nicht.

Liane wirkte deutlich übergewichtig, wozu ihre Gewichtsangabe von 100 kg bei 1,69 m Körpergröße passte (ein deutlich erhöhter BMI von 35,0 kg/m^2, also eine Adipositas Grad 1). Krankhafte körperliche Folgeerscheinungen des Übergewichts waren laut der Patientin hausärztlich bisher noch nicht gefunden worden. Während der letzten Monate hatte sie erfolgreich Bemühungen zur Gewichtsreduktion unternommen, indem sie nach einer Ernährungsberatung ihr alltägliches Essen verändert hatte. Dabei sei sie aber immer angespannter und depressiv geworden.

Sie hatte das Gefühl, dass ihr Leben dahinplätscherte. »Es passiert nichts und ich lasse auch nichts passieren.« Sie hatte Angst vor dem Neuen, besser gesagt: Angst davor, das Vertraute und Bekannte zu verlieren. Wenn sie in der Vergangenheit Anläufe zu Veränderungen ins Auge gefasst hatte, war sie in eine Art »Lähmung« verfallen und ihr ganzes Erleben war dann von hochgradiger Ambivalenz geprägt: So habe sie in der letzten Zeit Bewerbungsgespräche abgesagt, nachdem sie sich aktiv beworben hatte und bereits zu einem Termin eingeladen worden war. Schon während des Studiums habe sie sich nicht gerne in der Großstadt aufgehalten, habe lieber in ihre Heimatstadt zurückgewollt, lebte aber trotz ihres permanenten Veränderungswunsches immer noch dort. Bei Veränderungen hatte sie Angst vor Abhängigkeit, daher waren ihre Kontakte eher weniger intensiv und bestanden mehr auf der Ebene des miteinander Bekanntseins.

Liane war in einem Dorf in Franken aufgewachsen. Ihre Mutter war bei der Geburt 26 und ihr Vater 46 Jahre alt gewesen. Die Eltern betrieben einen Bauernhof. Sie war die Älteste der Kinder und hatte noch einen fünf Jahre jüngeren Bruder und eine sieben Jahre jüngere Schwester. Beide Geschwister hatten akademische Karrieren gemacht, waren verheiratet und hatten eigene Familien gegründet. Die Patientin schilderte das Familienleben als »ruhig«, aber nicht sehr emotional. Egal, was war, die Tiere mussten versorgt werden. Jede und jeder hatte auf dem Hof bestimmte Aufgaben, die in jedem Falle erfüllt werden mussten, unabhängig davon, wie die Wetterlage oder die Befindlichkeit der Einzelnen war. Es sei in der Familie immer korrekt zugegangen und für alles sei auch gesorgt gewesen, obwohl kein großer Reichtum vorhanden war. Was in der Familie völlig gefehlt habe, seien Zärtlichkeit und Herzlichkeit gewesen. Körperliche Nähe zwischen den Eltern miteinander oder zwischen den Eltern und den Kindern habe es nie gegeben. Eine Umarmung oder einen Gute-Nacht-Kuss habe sie nie erlebt und meinte unter Tränen: »Ich glaube, dass mir das fehlt.«

Es sei in der Familie sehr religiös zugegangen, Beten vor dem Essen und sonntäglicher Kirchgang seien eine große Selbstverständlichkeit gewesen. Bis heute sei sie religiös. Dennoch denke sie in manchen Dingen (etwa zur Sexualität und Empfängnisverhütung) anders, als die katholische Kirche es offiziell propagiere.

Die Patientin drückte bei den ersten Gesprächen aus, dass aus ihren Geschwistern und ihr etwas geworden sei und die Familie immer zusammengehalten habe. Das Gefühl, dass es schön ist, wenn alle da sind und zum Beispiel zusammen zu Abend gegessen wurde oder auch einmal zaghaft eine Schneeballschlacht stattfand – solche Gefühle konnten aber nur still erlebt werden, denn Emotionen wurden praktisch nicht zum Ausdruck gebracht. Dazu passte dann auch, dass es den Eltern gefiel, wenn die Kinder vom Studium nach Hause kamen, dass aber keiner etwas sagte und alles sehr abgekühlt vonstattenging.

Liane berichtete über ihre Jugend, dass sie eine stille, fleißige Schülerin und schon damals sehr zurückhaltend gegenüber anderen Menschen gewesen sei. Ihren Berufswunsch, Naturwissenschaftlerin zu werden, konnte sie sich nach dem Abitur erfüllen und wurde Chemikerin.

Die Selbstschilderung der Patientin war zwar differenziert, aber gleichzeitig etwas spärlich. Sie habe mehrere soziale Kontakte, die aber vorwiegend oberflächlicher Natur seien. Sie erlebte sich selbst innerlich als schüchtern, vertrete aber auch ihren eigenen Standpunkt, wenn es nötig sei. Sie könne zudem gut zuhören. Sie habe in ihrem ganzen Leben allerdings »noch nie ein sexuelles Erlebnis mit jemand anderem« gehabt. Wenn sie die Möglichkeit dazu hätte, würde sie sexuelle Kontakte (mit einem Mann) auch dann zulassen, wenn sie nicht mit ihm verheiratet wäre. Die Religiosität stünde ihr dabei nicht im Weg. Sie praktiziere gelegentlich Selbstbefriedigung und komme dabei auch zum Höhepunkt. Mit Gefühlen gehe sie insgesamt sehr zurückhaltend um, würde niemals ausdrucksvoll wütend werden. Ihr Umgang mit Geld sei sparsam und sie habe einige tausend Euro »auf die hohe Kante« gelegt.

Zu ihrem zaghaften Kontaktverhalten berichtete sie ein interessantes Beispiel: Sie sei kürzlich im Urlaub gewesen. Dort habe sie das Angebot von anderen bekommen, mit ihnen zu wandern. Obwohl sie die Leute nett gefunden habe, sei sie lieber allein gewandert und habe dies auch genießen können. Sie sei dann aber den ganzen Urlaub überwiegend allein geblieben und habe auch von sich aus keine Kontakte gesucht.

Die Patientin kam also im Zuge zunehmend depressiver Verstimmungen von Leere und Gleichgültigkeit bzw. Langeweile in die Therapie. Diese Symptomatik hatte sich im Kontext eigener Bemühungen zur Gewichtsreduktion verstärkt. Ganz offenbar diente sowohl die kontinuierliche Hyperphagie und die heftiger werdenden Essattacken auch der Depressionsabwehr. Essen war gewissermaßen ein Ersatz für nicht erlebte emotionale Zuwendung, von der die Patientin immer deutlicher spürte, dass sie sie vermisste, die sie aber selbst auch anderen gegenüber nur schwer äußern konnte. Kompensatorisch hatte die Patientin »in stiller Weise« ihre Leistungslinie verstärkt und war Chemikerin geworden. Ansonsten war ihr Lebensstil von deutlicher Einschränkung der Expansivität charakterisiert, was sich vor allem im Kontaktverhalten zeigte. Das wurde noch einmal durch den Umstand deutlich, dass die Patientin mit 35 Jahren noch nie sexuelle Erfahrungen mit einem anderen Menschen gemacht hatte. Sie konnte gleichwohl sexuelle Lust erleben und auch sexuelle Fantasien entfalten, was prognostisch günstig war.

Psychodynamisch musste davon ausgegangen werden, dass die Patientin bei gesicherter materieller Grundversorgung »emotional hungrig« geblieben war und eine Sehnsucht nach den Eltern und deren liebevoller Zuwendung selbst dann bestand, wenn sie real anwesend waren. Die Elternrepräsentanzen (als primäre Objekte) und die darauf basierende Selbstrepräsentanz konnten demnach als zuverlässig im Hinblick auf die materielle Versorgung charakterisiert werden, blieben aber völlig blass und insuffizient im Hinblick auf emotionale Zuwendung und die Gewährung von »Nestwärme«. Auf dieser Grundlage gestaltete die Patientin auch im späteren Leben ihre Kontakte, und es dauerte relativ lange, bis sie so stark darunter litt, dass sie sich Hilfe suchte. Ihr religiös getöntes Über-Ich war zwar theoretisch großzügig und triebfreundlich, aber auch ängstlich rigide. Die kontinuierliche Hyperphagie und die wiederholt stattfindenden Essattacken (mit der daraus resultierenden Adipositas) entsprachen einem regressiven Vorgang auf oralem Niveau und waren Ausdruck des Zurückweichens vor Expansivität im sozialen Feld und im sexuellen Bereich.

Ganz offenbar lag bei dieser Patientin ein höheres bzw. neurotisches Strukturniveau vor: Es bestand keine Identitätsdiffusion und sowohl das Konzept ihrer primären Objekte als auch das Selbstkonzept wurden differenziert von ihr geschildert, sodass von einem relativ reifen Abwehrverhalten – vor allem Verdrängung und Rationalisierung – ausgegangen werden konnte, das durch massive Trieb- bzw. Affekthemmung gekennzeichnet war, die das neurotische und psychosomatische Krankheitsbild bestimmten. Insofern sprach nichts dagegen, eine analytische Psychotherapie im Standardverfahren mit der introspektionsfähigen und sehr motivierten Patientin mit drei Liegungen pro Woche durchzuführen.

Zu Beginn der Therapie bemühte sich die Patientin, alles »richtig zu machen«. So fragte sie gleich in der ersten Behandlungsstunde, ob sie die Schuhe ausziehen solle, obwohl eine Fußmatte auf der Couch lag. Dass sie und der Therapeut sich dreimal pro Woche sahen, bedeutete für sie die Wahrnehmung einer Beziehung, die in dieser Zeit so intensiv wie keine andere war. Sie genoss es, dass sie so viel Raum für sich in Anspruch nehmen durfte, entwickelte aber auch genau deswegen Schuldgefühle, ob sie sich zu wichtig nahm. Das Durcharbeiten ihres Gefühls, dass sie für andere schnell eine Zumutung werden könnte, führte zu zaghaften Versuchen, bestehende Bekanntschaften zu vertiefen. Das geschah zunächst durch Kontaktaufnahme zu früheren Mitschülern und Mitschülerinnen.

Interessant wurde in diesem Zusammenhang, dass die Patientin einen verheirateten Mann kennenlernte und sich in ihn verliebte. Durch seine Ehe, mit der er glücklich war, war sie auch sicher vor ihm; in ihrem Erleben konnte jedoch dieser Mann auch sicher vor ihrem Begehren sein. Sie musste es erst gar nicht wagen, ihr Gefühl ihm gegenüber zu offenbaren, denn es war ja ohnehin nicht möglich, miteinander in einen intimen Kontakt zu kommen. Bei diesem Wagnis hätte sie sowohl die Angst gehabt, dass sie ein Nein zu hören bekäme, als auch vor einer positiven Reaktion des Mannes. Es lag auf der Hand, dass diese Verliebtheit auch relevant für die Übertragung auf die Person des Therapeuten war, denn auch bei ihm galten ja berufliche Kritierien, die ihn unerreichbar machten.

In der Bearbeitung dieser Entwicklung fing die Patientin an, mit mehr Wertschätzung auf ihren eigenen Körper zu achten: Sie meldete sich in einem Fitnessstudio an, achtete mehr auf ihre Kleidung, zog sich dezent modisch an und schminkte sich auch. Die Essattacken stellte sie völlig ein, stattdessen nahm sie gemäß der Ernährungsberatung fünf wohlschmeckende, physiologisch sinnvoll zusammengestellte Mahlzeiten pro Tag ein.

In der Mitte der Therapie berichtete sie aus einem »Traum«, dass sie mit einem Mann, den sie nicht näher kannte, eine Wanderung unternommen habe. Während der Wanderung merkte sie, dass sie zu einer bestimmten Uhrzeit eine Therapiestunde habe. Als sie über den Traum nachdachte, meinte sie: »Die Wanderung und die Therapiestunde passen ja überhaupt nicht zusammen.« Und dann versprach sie sich – ohne es zu merken – ziemlich bedeutungsvoll, denn sie wollte eigentlich sagen, dass sie »doch einen Termin mit meinem Therapeuten« habe, stattdessen sagte sie jedoch: »Ich hatte doch einen Termin mit meinem Problem!«

Die Introspektionsfähigkeit der Patientin half enorm, diese Situation zu bearbeiten, zumal ihre Gefühle nicht allzu bewusstseinsfern waren. Es war nicht allzu schwierig, zu verstehen, dass die gemeinsame Wanderung mit dem Therapeuten, über den sie nicht viel wusste und den sie nicht gut kannte, ein Bild für die gemeinsame therapeutische Wanderung war. Dazu passte dann auch die Therapiestunde und wohl auch die Verliebtheit in einen Mann, der unerreichbar war wie der verheiratete Bekannte. Der affektive Gewinn der Traumbearbeitung bestand schließlich darin, dass die Patientin erleben konnte, sich wegen solcher Entwicklungen nicht schuldig fühlen zu müssen, Gefühle von Traurigkeit dabei zwar auch auftreten konnten, aber gleichwohl aushaltbar blieben. Im Zuge dieser Entwicklung wurde die Patientin allerdings auch ärgerlich dem Therapeuten gegenüber und sagte: »Das ist ja alles schön und gut und ich habe es auch verstanden! – O. k., und was mache ich jetzt damit?!«

Nach dieser Enttäuschungswut erlebte die Patientin das, was sie in ihrem bisherigen Leben oft genug gespürt hatte: Resignation. Der Therapeut entgegnete: »Jetzt ziehen sie sich zurück, und es wirkt auf mich so, als würden Sie resignieren, indem sie wie früher sagen ›es ist einfach so‹ als sei alles geregelt, so wie auf dem Bauernhof, auf dem die vier Jahreszeiten, Sonnenaufgang und Sonnenuntergang den Tagesablauf für Sie bestimmen. Und das erleben Sie als unabwendbar, als hätten Sie ein unkündbares Abonnement aufs Alleinsein.«

Es war eine große Hilfe, dass die Patientin durch die bisherige therapeutische Arbeit ihr eigenes Begehren trotz des Misserfolgs ihrer Bestrebung nicht mehr schuldgefühlshaft als Bestrafung erleben musste. Insofern konnte sie ganz einfach traurig sein, konnte aber in ihrer sozialen Wirklichkeit ihre Lust auf Kontakt, Beziehung und sexuelle Begegnung aufrechterhalten. Ein Rückgriff auf orale Ersatzbefriedigung war jetzt nicht mehr nötig.

In der Therapie konnte sie offensiver ihre Anlehnungs- und Zärtlichkeitswünsche ansprechen und ausdrücken und sich auch direkt an den Therapeuten wenden mit der Bitte, eine Decke zu bekommen, um sich zuzudecken. Ihr Verhalten außerhalb der Therapie hatte sich insofern verändert, als sie sich häufiger mit Freundinnen und Freunden traf. Mit einem Mann, der sich gerade von seiner Freundin getrennt hatte, hatte sie sogar über Monate hinweg eine sexuelle Beziehung, die sie genießen konnte. Mit ihrer eigenen Sexualität und auch mit Verhütungsfragen ging sie achtsam um.

Im letzten Drittel der über 380 Stunden gehenden analytischen Behandlung, die die Patientin zuletzt selbst finanzierte, entfaltete sie aus einer authentischen sozialen Verantwortlichkeit heraus engagiert eine Mitarbeit in einer politischen Gruppe, die sich um Geflüchtete kümmerte. Ihre eigenen Bedürfnisse in der Therapie und auch in den von ihr selbst hergestellten sozialen Kontakten waren befriedigbar, sie selbst auch schuldgefühlsfrei anspruchsvoller. Ihre Libido konnte nun sowohl in erotischer Hinsicht als auch lustvoll in gemeinschaftliche Aktivitäten einer Gruppe integriert – also sublimiert – werden. In dieser Gruppe lernte sie schließlich einen Mann kennen, mit dem sie eine Beziehung einging, in der sie sich sehr geborgen und sexuell auch zufrieden fühlte.

Am Ende der Behandlung fanden keine Essattacken mehr statt und eine Depression konnte nicht mehr diagnostiziert werden. Es bestand lediglich noch ein Übergewicht mit einem Körpermassenindex, der knapp unter 28 kg/m^2 lag.

Schlussbemerkung

Im vorliegenden Buch haben wir uns zwar mit der Phänomenologie gestörten Essverhaltens befasst, wollten uns aber nicht auf die Betrachtung des manifesten Erscheinungsbildes beschränken. Es ist ein bisschen so, als würde man den Sonnenuntergang an einem wolkenfreien Tag einmal aus der physikalischen Perspektive des Farbwellenspektrums beschreiben, aber auch jene Dimension nicht vernachlässigen wollen, mit der sich ein Sonnenuntergang bedeutungsvoll in der Poesie beschreiben lässt. Die physikalische Betrachtung ist in vielerlei Hinsicht eine metrische, also messbare Dimension des Sonnenuntergangs, wohingegen sich dasselbe Phänomen poetisch als zirkuläres Kommen und Gehen von Tag und Nacht im subjektiven Erleben des Poeten oder sogar als Verschmelzungserlebnis von Subjekt und beeindruckender, äußerer Wirklichkeit beschreiben lässt.

Insofern haben wir uns bemüht, den metrischen Aspekt von Kalorien, Körpergewicht und messbarer organpathologischer Realität zu beachten, aber nicht dabei zu verharren. Wir haben also versucht, die reguläre Nahrungsaufnahme auch im Hinblick auf jene Bedeutungen darzustellen, die dieser in menschlichen Ritualen und Mythen zugewiesen wurden.

Im Falle der Essstörungen ist es nicht ganz einfach, diese *Zweigleisigkeit* zu gestalten, ohne dass wichtige, messbare medizinische Aspekte vernachlässigt werden, aber auch weniger leicht messbare subjektive bzw. metapsychologische Perspektiven zu kurz kommen. Auf der einen Seite muss also das Untergewicht etwa bei der Magersucht auch in der Psychotherapie – und nicht nur bei der körperlichen Untersuchung durch den Hausarzt – zur Sprache kommen; andererseits müssen auch die psychischen Folgen ärztlichen und psychotherapeutischen Tuns im Erleben der Patientinnen mentalisiert und versprachlicht werden.

Betrachtet man die Geschichte menschlichen Essverhaltens, so entsteht der Eindruck, dass sich gesundes und pathologisches Verhalten auf einem Kontinuum bewegen, auf dem erst die manifesten Essstörungen eine pathologische Eindeutigkeit darstellen. Aber auch bei vielen Menschen, bei denen diese Eindeutigkeit der Phänomenologie nicht besteht, können – quasi subklinisch – Erlebnisweisen stattfinden, die mit genuss- bzw. lustvollen Esserlebnissen nichts zu tun haben.

Die psychoanalytische Psychotherapie essgestörter Patientinnen ist einerseits unter dem Blickwinkel medizinischer Heilbehandlungen zu betrachten. Andererseits geht sie aber auch darüber hinaus, weil sie sich nicht mit dem Blick auf die Waage und der »Reparatur« körperlicher Verhältnisse zufriedengibt. In vielerlei Hinsicht hat psychoanalytische Psychotherapie bei essgestörten Frauen den Anspruch, stabile Selbst- und Objektkonzepte auf den Weg zu bringen, die bis dahin noch nicht ausreichend entwickelt waren und daher erst einmal entstehen müssen.

Sowohl die theoretischen Ausführungen in diesem Buch als auch die Fallbeispiele machen klar, dass es eine sehr sorgfältige Diagnostik und eine darauf basierende Planung der ambulanten Psychotherapie geben muss. Für die Therapieplanung müssen bei essgestörten Patientinnen hausärztliche Begleitung, stationäre Behandlungsmöglichkeiten und eine Modifikationsbereitschaft der klassischen Standardmethode der Psychoanalyse vorliegen. Die Einschätzung des Strukturniveaus der Persönlichkeit ist für die Rahmenbesprechungen mit den Patientinnen als Vorbereitung für die Behandlung (etwa Alkohol- oder Cannabisabstinenz) und für die zu wählenden Modifikationen des klassischen psychoanalytischen Settings maßgeblich. Wenn bei essgestörten Patientinnen eine komorbide Persönlichkeitsstörung im Sinne der strukturellen Störung der Persönlichkeit vorliegt, sind psychoanalytische Behandlungen dennoch möglich, aber in der Regel nicht im Rahmen des klassischen Standardverfahrens. Die im Binge-Eating-Fallbeispiel geschilderte Patientin wies eindeutig ein neurotisches Strukturniveau auf, das eine Arbeit im psychoanalytischen Standardsetting erlaubte.

Bei erfolgreich behandelten essgestörten Patientinnen mit Persönlichkeitsstörungen kann es auch im Anschluss an die Therapie nach einiger Zeit erneut zu einem Behandlungsbedarf kommen, so wie es im zweiten Fallbeispiel geschildert wurde. In aller Regel können die betroffenen Patientinnen dann jedoch auf die positive Erfahrung der Vorbehandlung zurückgreifen.

Je höher das Ausmaß struktureller Beeinträchtigung der Persönlichkeit ist, desto vulnerabler bleiben die Patientinnen auch nach erfolgreicher Therapie. Insofern muss manchmal therapeutische Vorsicht gegenüber dem eigenen *furor sanandi* mit übertriebenen Reifungsfantasien Rechnung getragen werden, indem ausgehalten wird, dass es schon gut ist, wenn es bei manchen Patientinnen erst einmal *nur* zur Verbesserung ihres Leidens kommt, aber seelische Narben ihrer auch essstörungsgeprägten Lebensgeschichte bestehen bleiben.

In den Anfängen der Psychoanalyse stand bei den als hysterisch verstandenen Krankheitsbildern vor allem die Rekonstruktion und die Erinnerbarkeit verdrängter Erlebnisse im Vordergrund. Die moderne Psychoanalyse sieht allerdings die Übertragungs-Gegenübertragungs-Szene im Zentrum therapeutischer Veränderungsmöglichkeiten. Das gilt auch für die Behandlung essgestörter Patientinnen. Daher haben wir den Vorgängen, die als Niederschlag früherer Beziehungserfahrungen in der Therapie entfaltet werden, sowohl theoretisch als auch innerhalb der praktischen Fallbeispiele ein besonderes Augenmerk gewidmet. In diesem Zusammenhang ist es nicht nur wichtig, zu verstehen, welche Art der Beziehungserfahrungen patientenseitig inszeniert wird (Übertragung), sondern auch darauf zu achten, was dadurch in der Therapeutin bzw. im Therapeuten affektgetönt ausgelöst wird (Gegenübertragung).

Wenn wir die Metapher der *Szene* benutzen, dürfen wir auch die Vorstellung einer *Bühne* ergänzen. Auf dieser Bühne konstellieren zwei Menschen eine Interaktion, die auch interaffektiv ist. Diese affektiv getönte Dyade kann gedeutet werden, wie es im ersten ambulanten Fallbeispiel geschehen ist:

> »Sie erleben mich im Augenblick wie einen autoritären Despoten, sich selbst aber wie ein unterdrücktes Kind, das wütend an den Gefängnisgitterstäben rüttelt und sich so dagegen auflehnt!«

Es sollte deutlich geworden sein, dass sich das multimodale Konzept stationärer oder teilstationärer Psychotherapie durch die parallele Anwendung verschiedener Psychotherapiemethoden von der ambulanten Psychotherapie unterscheidet. Die verschiedenen geschilderten Therapiemethoden widersprechen einander nicht, sondern ergänzen sich. So kann es unter stationären Bedingungen neben psychodynamischen Ansätzen auch behaviorale Anwendungen geben, die sich in der ambulanten analytischen Psychotherapie nicht integrieren lassen. Im Übrigen sei noch einmal darauf hingewiesen, dass die stationäre Psychotherapie sowohl im Vorfeld einer ambulanten Therapie als auch bei Komplikationen einer solchen ambulanten Behandlung indiziert sein kann.

Wenn wir zunächst eine Art duale Ansicht zwischen medizinischen und metapsychologischen Überlegungen gemacht haben, so wird die Betrachtungsweise noch komplexer und komplizierter, wenn gesellschaftliche und kulturelle Gegebenheiten als relevante Wirkfaktoren miteinbezogen werden.

Wir sprechen diesbezüglich von einer »Esskultur« und sind damit schon an der Schwelle zu den kulturellen und gesellschaftlichen Bedingungen, unter denen Nahrungsaufnahme gepflegt und »kultiviert« wird. Wenn wir die »Körperkultur« zusätzlich in Betracht ziehen, betreten wir ein Interaktionsfeld zwischen Gesellschaft und Individuum, auf dem Normen, Vorschriften und Ideale maßgeblich relevant für die Ausbildung des Über-Ichs sind. Dass hier die Entfaltung von Weiblichkeit unter kulturellem Aspekt gewürdigt wird, ist schon deswegen notwendig, weil die Einzelnen sich dieser Prägung nicht ohne Weiteres entziehen können. Wenn sie es doch tun, kann es auch auf selbstschädigende Weise im Rahmen von Essstörungen geschehen.

So gesehen ist bei essgestörten Patientinnen immer auch nach den familiären und außerfamiliären kulturellen Aspekten Ausschau zu halten, die die Betroffenen in eine schwierige Mischung aus Anpassung und Rebellion gedrängt haben.

Auf die Frage des Aufsehers, warum er denn hungern müsse, ließ Franz Kafka, der wahrscheinlich selbst an einer Anorexie litt, seinen Hungerkünstler antworten: »Weil ich nicht die Speise finden konnte, die mir schmeckt. Hätte ich sie gefunden, glaube mir, ich hätte kein Aufsehen gemacht und mich vollgegessen wie Du und alle.«[4]

4 Kafka, F. (1924). Ein Hungerkünstler. https://www.projekt-gutenberg.org/kafka/erzaehlg/chap020.html (20.04.2023).

Vielleicht kann man das Ziel unserer psychotherapeutischen Bemühungen im Sinne von Kafka so formulieren, dass wir den Patientinnen möglichst helfen sollten, die Speise und die Verhaltensweise zu finden, die ihnen schmeckt und zu ihnen passt, ohne dass wir unsere eigenen Normen aufdrängen. Und hierin zeigt sich bereits die gut gemeinte Ausnahme: Wir wollen, dass unsere Patientinnen am Leben bleiben.

Literatur

Abelin, E. (1975). Some further observations and comments on the earliest role of the father. *International Journal of Psychoanalysis, 56*(3), 293–302.

Abraham, K. (1982 [1916]). Untersuchungen über die früheste prägenitale Entwicklungsstufe der Libido. *Gesammelte Schriften, Band II*, S. 3–31, Frankfurt/M.: Fischer.

Baker, J.H., Schaumberg, K. & Munn-Chernoff, M.A. (2017). Genetics of anorexia. *Current Psychiatry Reports, 19*(11), 84–96. doi: 10.1007/s11920-017-0842-2

Balsam, R.H. (2015). The war on women in psychoanalytic theory building: Past to present. *The Psychoanalytic study of the child, 69*(1), 83–107.

Beck, A.T. (1979). *Wahrnehmung und Wirklichkeit der Neurose*. München: Pfeiffer.

Becker, H. (1989). *Konzentrative Bewegungstherapie – Integrationsversuch von Körperlichkeit und Handeln in den psychoanalytischen Prozeß* (2. Aufl.). Stuttgart: Thieme.

Beresin, E.V., Gordon, C. & Herzog, D.B. (1989). The process of recovering from anorexia nervosa. In J.R. Bemporad & D.B. Herzog (Hrsg.), *Psychoanalysis and eating disorders* (S. 103–130). New York: The American Academy of Psychoanalysis.

Bettelheim, B. (1980). *Kinder brauchen Märchen*. Stuttgart: Deutscher Taschenbuchverlag.

Böker, H. (2019). Embodiment. In H. Böker, P. Hoff & E. Seifritz (Hrsg.), *Psychosomatik heute. Psychosomatik in Klinik und Forschung* (S. 58). Bern: Hogrefe.

Bollas, C. (2020). *Der Schatten des Objekts. Das ungedachte Bekannte. Zur Psychoanalyse der frühen Entwicklung* (5. Aufl). Stuttgart: Klett-Cotta.

Bovensiepen, G. (1988). Zur mythischen Bewusstseinsstruktur politischer Machteliten – unbewusste Gruppenphantasien des Deutschen Bundestages. In H. Dieckmann & A. Springer (Hrsg.), *Weltzerstörung – Selbstzerstörung* (S. 142–165). Olten: Walter.

Bruch, H. (1986). Anorexia nervosa: The therapeutic task. In K.D. Brownell & J.P. Foreyt (Hrsg.), *Handbook of eating disorders* (S. 328–332). New York: Basic Books.

Capra, F. (1983). *Wendezeit*. Bern: Scherz.

Carl, A. & Herzog, T. (2004). Konzentrative Bewegungstherapie. In W. Herzog, D. Munz & H. Kächele (Hrsg.), *Essstörungen – Therapieführer und psychodynamische Behandlungskonzepte* (2., überarbeitete Aufl., S. 173–187). Stuttgart: Schattauer.

Chandra, P. S., Abbas, S. & Palmer, R. (2012). Are eating disorders a significant clinical issue in urban India? A survey among psychiatrists in Bangalore. *International Journal of Eating Disorders, 45*(3), 443–446.

Cierpka, M. (1985). *Familiendiagnostik.* Berlin: Springer.

Clauser, G. & Spranger, J. (1957). Hinweise auf die Ätiologie der Fett- und Magersucht aus Volkstum, Kunst, Medizingeschichte, Wissenschaft. *Münchner Medizinische Wochenschrift, 99*(1), 53–58.

Cooper, P. J., Charnock, D. J. & Taylor, M. J. (1987). The prevalence of bulimia nervosa. A replication study. *The British journal of psychiatry, 151*(5), 684–686. doi: 10.1192/bjp.151.5.684

de Beauvoir, S. (2011). *The second sex.* London: Vintage Classics.

Dismer, D. (2022). *Vulva und Vagina – Neue Einblicke in die weibliche Lust.* [Dokumentation 3sat]. https://www.3sat.de/wissen/wissenschaftsdoku/vulva-und-vagina-neue-einblicke-in-die-weibliche-lust-100.html (25.08.2022).

Dolan, B. (1996). Die Bedeutung sozialkultureller Faktoren für die Entwicklung von Essstörungen. In W. Köpp & G. E. Jacoby (Hrsg.), *Beschädigte Weiblichkeit: Essstörungen, Sexualität und sexueller Missbrauch* (S. 30–37). Heidelberg: Asanger.

Eddy, K. T., Hennessey, M. & Thompson-Brenner, H. (2007). Eating pathology in East African women: the role of media exposure and globalization. *Journal of Nervous and Mental Disease, 195*(3), 196–202.

Eckert, E. D., Halmi, K. A., Marchi, P., Grove, W. & Crosby, R. (1995). Ten-year follow-up of anorexia nervosa: clinical course and outcome. *Psychological Medicine 25*(1), 143–156. doi: 10.1017/s0033291700028166

Ellis, A. & Grieger, R. (1979). *Praxis der rational-emotiven Therapie.* München: Urban & Schwarzenberg.

Erikson, E. (1973). *Identität und Lebenszyklus.* Frankfurt/M.: Suhrkamp.

Erzbischöfe Deutschlands, Österreichs, der Schweiz u. a. (Hrsg.). (2016). *Einheitsübersetzung der Bibel* (S. 8–11). Stuttgart: Katholische Bibelanstalt GmbH.

Ettl, T. (2006). Essstörungen der Kampf zwischen Ichideal und Überich. In U. Jongbloed-Schurig (Hrsg.), *Ich esse deine Suppe nicht* (S. 38–89). Frankfurt/M.: Brandes & Apsel.

Feiereis, H. (1989). *Diagnostik und Therapie der Magersucht und Bulimie.* München: Marseille Verlag.

Fenichel, O. (1983 [1945]). *Psychoanalytische Neurosenlehre. Band I.* Frankfurt/M.: Ullstein.

Fichter, M. (2015). Epidemiologie der Essstörungen. In S. Herpertz, M. de Zwaan & S. Zipfel (Hrsg.), *Handbuch Essstörung und Adipositas* (2. Aufl., S. 45–55). Berlin: Springer.

Fonagy, P., Gergely, G., Jurist, E. L. & Target, M. (2004 [2002]). *Affektregulierung, Mentalisierung und die Entwicklung des Selbst.* Stuttgart: Klett-Cotta.

Freud, A. (1987 [1946]). Das psychoanalytische Studium der frühkindlichen Essstörungen. *Die Schriften der Anna Freud. Band IV* (S. 1041–1060). Frankfurt/M.: Fischer.

Freud, S. (1892–1899). *Studien über Hysterie. GW Band I.* Frankfurt/M.: Fischer.

Freud, S. (1912–13a). *Totem und Tabu. GW Band IX.* Frankfurt/M.: Fischer.

Freud, S. (1923b). *Das Ich und das Es. GW Band XIII* (S. 125–289). Frankfurt/M.: Fischer.

Freud, S. (1930a). *Das Unbehagen in der Kultur. GW Band XIV* (S. 419–505). Frankfurt/M.: Fischer.

Freud, S. (1933a). Neue Folge der Vorlesung zur Einführung in die Psychoanalyse. *GW Band XV.* Frankfurt/M.: Fischer.

Friederich, H.C., Simon, J. & Brockmeyer, T. (2020). Psychobiologische Mechanismen und Risikofaktoren bei Essstörungen. In U.T. Egle, C. Heim, B. Strauß & R. von Känel (Hrsg.), *Psychosomatik – neurobiologisch fundiert und evidenzbasiert. Ein Lehr- und Handbuch* (S. 368–375). Stuttgart: Kohlhammer.

Frieling, H., Bleich, S. & Hinney, A. (2015). Genetische Aspekte der Essstörungen. In S. Herpertz, M. de Zwaan & S. Zipfel (Hrsg.), *Handbuch Essstörungen und Adipositas* (2. Aufl., S. 113–117). Heidelberg: Springer.

Gabbard, G.O. (1995). Countertransference: the emerging common ground. *International Journal of Psychoanalysis, 76*(3), 475–485.

Gabbard, G.O. (2021). Übertragung und Gegenübertragung in der Behandlung von Patienten mit Narzisstischer Persönlichkeitsstörung. In S. Doering, H.P. Hartmann & O.F. Kernberg (Hrsg.), *Narzissmus. Grundlagen – Störungsbilder – Therapie* (2. Aufl., S. 625–633). Stuttgart: Schattauer.

Geist, R. (1989). Self psychological reflections on the origins of eating disorders. In J.R. Bemporad & D.B. Herzog (Hrsg.), *Psychoanalysis and Eating Disorders* (S. 5–27). New York: Guilford Press.

Gerlinghoff, M. & Backmund, H. (1995). *Therapie der Magersucht und Bulimie – Anleitung zu eigenverantwortlichem Handeln.* Weinheim: Beltz.

Glackin, E.B., Hatch, V., Drury, S.S. & Gray, S.A.O. (2021). Linking preschoolers' parasympathetic activity to maternal early adversity and child behavior: An intergenerational perspective. *Developmental Psychobiology, 63*(2), 338–349. doi: 10.1002/dev.22012

Goldbloom, D.S., Olmstedt, M., Davis, R., Clewes, J., Heinmaa, M., Rockert, W. & Shaw, B. (1997). A randomized controlled trial of fluoxetine and cognitive behavioral therapy for bulimia nervosa: Short term outcome. *Behaviour research and therapy, 35*(9), 803–811. doi: 10.1016/s0005-7967(97)00041-7

Goldstein, D.J., Wilson, M.G., Ascroft, R.C. & al-Banna, M. (1999). Effectiveness of fluoxetine therapy in bulimia nervosa regardless of comorbid depression. *International Journal of Eating disorders, 25*(1), 19–27. doi: 10.1002/(sici)1098-108x(199901)25:1<19:aid-eat3>3.0.co;2-3

Grabhorn, R., Köpp, W., Gitzinger, I., von Wietersheim, J. & Kaufhold, J. (2003). Unterschiede zwischen weiblichen und männlichen Patienten mit einer Essstörung – Ergebnisse der Multizentrischen Essstörungsstudie (MZ-Ess). *Psychotherapie, Psychosomatik, medizinische Psychologie, 53*(1), 5–22. doi: 10.1055/s-2003-36479

Green, A. (2000 [1990]). *Geheime Verrücktheit. Grenzfälle der psychoanalytischen Praxis*. Gießen: Psychosozial-Verlag.

Gull, W.W. (1868). The address in medicine. *Lancet, 92*(2345), 171–176.

Habermas, T. (1990). *Heißhunger – historische Bedingungen der Bulimia nervosa*. Frankfurt/M.: Fischer.

Habermas, T. (1994). *Zur Geschichte der Magersucht – eine medizinhistorische Rekonstruktion*. Frankfurt/M.: Fischer.

Habermas, T. (2008). Klassifikation und Diagnose. Eine historische Betrachtung. In S. Herpertz, M. de Zwaan & S. Zipfel (Hrsg.), *Handbuch Essstörungen und Adipositas* (S. 4–8). Heidelberg: Springer.

Haerdle, S. (2020). *Spritzen: Geschichte der weiblichen Ejakulation* (2. Aufl). Hamburg: Nautilus.

Hartmann, H. (1950). Comments on the psychoanalytic theory of the ego. *The Psychoanalytic Study of the Child, 5*(1), 74–96.

Herpertz-Dahlmann, B., Hilbert, A. & Bauer, A. (2022). *Essstörungen bei Kindern und Jugendlichen. Ein klinisches Handbuch*. Stuttgart: Kohlhammer.

Herzog, T. (2010). Stationäre und teilstationäre psychodynamisch orientierte Therapie bei Anorexie und Bulimie. In G. Reich & M. Cierpka (Hrsg.), *Psychotherapie der Essstörungen. Krankheitsmodelle und Therapiepraxis – störungsspezifisch und Schulen übergreifend* (S. 110–128). Stuttgart: Thieme.

Hirsch, M. (1989). Körper und Nahrung als Objekte bei Anorexie und Bulimie. *Praxis der Kinderpsychologie und Kinderpsychiatrie, 38*(3), 78–82.

Holden, N.L. & Robinson, P.H. (1988). Anorexia nervosa and bulimia nervosa in British blacks. *British Journal of Psychiatry, 152*, 544–549.

Hornyak, L.M. & Baker, E.K. (1989). *Experiential therapies for eating disorders*. New York: Guilford Press.

Hurwitz, S. (1983). *Lilith – die erste Eva*. Zürich: Daimon.

Illouz, E. (2021). *Gefühle in Zeiten des Kapitalismus* (8. Aufl.). Frankfurt/M.: Suhrkamp.

Jackson, T. & Chen, H. (2010). Sociocultural experiences of bulimic and nonbulimic adolescents in a school-based chinese sample. *Journal of Abnormal Child Psychology, 38*, 69–76.

Jantschek, G., Sudau, V. & Feiereis, H. (2004). Gestaltungstherapeutische Verfahren: assoziative Mal- und Tontherapie. In W. Herzog, D. Munz & H. Kächele (Hrsg.), *Essstörungen – Therapieführer und psychodynamische Behandlungskonzepte* (2., überarbeitete Aufl., S. 202–204). Stuttgart: Schattauer.

Jefferson, C. (1978). Some notes on the use of family sculpture in therapy. *Family Process, 17*(1), 69–76. doi: 10.1111/j.1545-5300.1978.00069.x

Kafka, F. (1924). *Ein Hungerkünstler*. https://www.projekt-gutenberg.org/kafka/erzaehlg/chap020.html (20.04.2023).

Kernberg, O.F. (1999). Plädoyer für eine »Drei-Personen-Psychologie«. *Psyche – Zeitschrift für Psychoanalyse, 53*(9/10), 878–893.

Kernberg, O.F. (2006 [2004]). *Narzissmus, Aggression und Selbstzerstörung. Fortschritte in der Diagnose und Behandlung schwerer Persönlichkeitsstörungen*. Stuttgart: Klett-Cotta.

Kilian, H. & Köhler, L. (2013). *Von der Selbsterhaltung zur Selbstachtung. Der geschichtlich bedingte Wandel psychoanalytischer Theorien und ihr Beitrag zum Verständnis historischer Entwicklungen*. Gießen: Psychosozial-Verlag.

Klein, M. (1983 [1962]). Das Seelenleben des Kleinkindes (2. Aufl.). Stuttgart: Klett-Cotta.

Kleinspehn, T. (1987). *Warum sind wir so unersättlich?* Frankfurt/M.: Suhrkamp.

Köpp, W., Schildbach, S., Schmager, C. & Rohner, R. (1993a). Borderline diagnosis, alcohol, and drug abuse in female patients with eating disorders. *International Journal of Eating Disorders, 14*(1), 107–110. doi: 10.1002/1098-108x(199307)14:1<107:aid-eat2260140114>3.0.co;2-q

Köpp, W. (1993b). Gestaltungstherapie bei Anorexia nervosa – ein Fallbericht. *Musik-, Tanz- und Kunsttherapie, 59*(4), 25–28.

Köpp, W. (1995). Zur Bedeutung der Symbolisierung in der Psychotherapie. PPmP – Psychotherapie, Psychosomatik, medizinische Psychologie, 45(9/10), 336–341.

Köpp, W. (1996). Wieviele Konzepte benötigt man für die psychoanalytisch orientierte Einzeltherapie bei psychogenen Eßstörungen. In W. Herzog, G. Bergmann, D. Munz & W. Vandereycken (Hrsg.), *Anorexia und Bulimia nervosa – Ergebnisse und Perspektiven in Forschung und Therapie* (S. 14–22). Frankfurt/M.: Verlag für Akademische Schriften.

Köpp, W. & Kallenbach, B. (1999). Anorexie und Bulimie bei Männern: Zum Erscheinungsbild zweier Frauenkrankheiten beim männlichen Geschlecht. *Sexuologie, 6*(3), 167–178.

Köpp, W., Friedrich, H.C., Zipfel, S. & Herzog, W. (2004). Medizinische Probleme bei der Behandlung von Essstörungen. In W. Herzog, D. Munz & H. Kächele (Hrsg.), *Essstörungen – Therapieführer und psychodynamische Behandlungskonzepte* (2., überarbeitete Aufl., S. 128–144). Stuttgart: Schattauer.

Köpp, W., Rost, F., Kiesewetter, S. & Deter, H.C. (2007). Zur Psychodynamik der Bulimia nervosa. *Forum der Psychoanalyse, 23*(3), S. 266–277. doi: 10.1007/s00451-007-0319-8

Köpp, W., Rost, F., Kiesewetter, S. & Deter, H.C. (2010). The fatal outcome of an individual with anorexia nervosa and Sheehan's syndrome as a result of acute enterocolitis – A case report. *International Journal of Eating Disorders, 43*(1),93–96. doi: 10.1002/eat.20652

Kreklau, A., Vâz, I., Oehme, F., Strub, F., Brechbühl, R., Christmann, C. & Günthert, A. (2018). Measurements of a »normal vulva« in women aged 15–84: A cross-sectional prospective single-centre study. *BJOG – International Journal of Obstetrics and Gynecology, 125*(13), 1656–1661. doi: 10.1111/1471-0528.15387

Kreuzer-Haustein, U. (2008). Feindselige Gegenübertragungen und die Aggressionskonzepte des Analytikers. *Psyche – Zeitschrift für Psychoanalyse, 62*, 525–551.

Kröger, F., Bergmann, G., Herzog, W. & Petzold, E. (2004). Familientherapie. In W. Herzog, D. Munz & H. Kächele (Hrsg.), *Essstörungen – Therapieführer und psychodynamische Behandlungskonzepte* (2., überarbeitete Aufl., S. 147–161). Stuttgart: Schattauer.

Lacey, J. H. & Dolan, B. M. (1988). Bulimia in British blacks and Asians. A catchment area study. *British Journal of Psychiatry, 152*, 73–79.

Lasègue, E. C. (1873). De l'anorexie hystérique. *Archives générales de la médicine, 21*(4), 385–403.

Lausberg, H. (1998). Does movement behavior have differential diagnostic potential? Discussion of a controlled study on patients with anorexia nervosa and bulimia. *American Journal of Dance Therapy, 20*(2), 85–99.

Lee, S., Ng, K. L., Kwok, K. & Fung, C. (2010). The changing profile of eating disorders at a tertiary psychiatric clinic in Hong Kong (1987–2007). *International Journal of Eating Disorders, 43*(4), 307–314.

Legenbauer, T. (2015). Kognitive Verhaltenstherapie. In S. Herpertz, M. de Zwaan & S. Zipfel (Hrsg.), Handbuch *Essstörung und Adipositas* (2. Aufl., S. 269–278). Berlin: Springer.

Leuner, H., Hennig, J. & Fikentscher, E. (1993). *Katathymes Bilderleben in der therapeutischen Praxis*. Stuttgart: Schattauer.

Leuzinger-Bohleber, M. (2015). Einleitung: Zum Dialog zwischen der Psychoanalyse und den Neurowissenschaften –Trauma, Embodiment, Gedächtnis. In M. Leuzinger-Bohleber, H. Böker, T. Fischmann, G. Northoff & M. Solms (Hrsg.), *Psychoanalyse und Neurowissenschaften* (S. 17–40). Stuttgart: Kohlhammer.

Liedtke, R., Jäger, B., Künsebeck, H. W., Buhl, R. & Kersting, A. (1910). Bulimien mit und ohne Vorgeschichte einer Anorexie – Varianten oder Identitäten? *PPmP Psychotherapie Psychosomatik Medizinische Psychologie, 40*(8), 271–277.

Loch, W. (1968). Identifikation – Introjektion. *Psyche – Zeitschrift für Psychoanalyse, 22*(4), 271–286.

Luborsky, L. (1976). Helping alliances in psychotherapy: The groundwork for a study of their relationship to its outcome. In J. L. Claghorn (Hrsg.), *Successful psychotherapy* (S. 92–116). New York: Brunner/Mazel.

Mahler, M. S. (1972). *Symbiose und Individuation*. Stuttgart: Klett-Cotta.

Mahler, M. S., Pine, F. & Bergmann, A. (1978). *Die psychische Geburt des Menschen*. Frankfurt/M.: Fischer.

Minuchin, S., Roosman, B. & Baker, L. (1981). *Psychosomatische Krankheiten in der Familie*. Stuttgart: Klett Cotta.

Müller-Pozzi, H. (1985). Identifikation und Konflikt. *Psyche – Zeitschrift für Psychoanalyse, 39*(10), 877–904.

Nasser, M. (2009). Eating disorders across cultures. *Psychiatry, 8*(9), 347–350.

Petzold, E. (1979). *Familienkonfrontationstherapie bei Anorexia nervosa*. Göttingen: Vandenhoeck & Ruprecht.

Petzold, E., Kröger, F., Deter, H.C. & Herzog, W. (1991). 20 Jahre Familienkonfrontationstherapie bei Anorexia nervosa. *System Familie, 4*(4), 158–167.

Pilgrim, K. & Bohnet-Joschko, S. (2019). Selling health and happiness how influencers communicate on Instagram about dieting and exercise: Mixed methods research. *BMC Public Health, 19*, 1054.

Pine, F. (1988). The four psychologies of psychoanalysis and their place in clinical work. *Journal of the American Psychoanalytic Association, 36*(3), 571–596.

Plan International (2021). *Menstruation im Fokus. Erfahrungen von Frauen und Mädchen weltweit*. https://www.plan.de/menstruation-im-fokus.html (26.11.2022).

Probst, E. (1991). *Deutschland in der Steinzeit*. München: Bertelsmann.

Richter, H.E. (1970). *Patient Familie. Entstehung, Struktur und Therapie von Konflikten in Ehe und Familie*. Reinbek: Rowohlt.

Rohde-Dachser, C. (1987). Ausformungen der ödipalen Dreieckskonstellation bei narzißtischen und bei Borderline-Störungen. *Psyche – Zeitschrift für Psychoanalyse, 41*(9), 773–799.

Russel, G. (1979). Bulimia nervosa: an ominous variant of anorexia nervosa. *Psychological Medicine, 9*(3), 429–448. doi: 10.1017/s0033291700031974

Sands, S. (1991). Bulimia, Dissociation, and Empathy: A Self-Psychological View. In C. Johnson (Hrsg.), *Psychodynamic Treatment of Anorexia Nervosa and Bulimia* (S. 34–50). New York: The Guilford Press.

Schadewaldt, H. (1965). Medizingeschichtliche Betrachtungen zum Anorexie-Problem. In J.E. Meyer & H. Feldmann (Hrsg.), *Anorexia nervosa* (S. 1–14). Stuttgart: Thieme.

Schepank. H. (1991). Erbdeterminanten bei der Anorexia nervosa. Ergebnisse von Zwillingsuntersuchungen. *Zeitschrift für Psychosomatische Medizin und Psychoanalyse, 37*(3), 265–281.

Schepank, H. (1992). Genetic determinants of anorexia: results of studies in twins. In W. Herzog, H.C. Deter & W. Vandereycken (Hrsg.), *The course of eating disorders. Long-term follow-up studies of anorexia and bulimia nervosa* (S. 241–256). Berlin: Springer.

Schmeer, G. (1992). *Das Ich im Bild. Ein psychodynamischer Ansatz in der Kunsttherapie*. München: Pfeiffer.

Schors, R. & Huber, D. (2004). *Psychoanalytisch denken, verhaltenstherapeutisch handeln?* In W. Herzog, D. Munz & H. Kächele (Hrsg.), *Essstörungen* (S. 60–81). Stuttgart: Schattauer.

Schulte, M.J. & Böhme-Bloem, C. (1990). *Bulimie – Entwicklungsgeschichte und Therapie aus psychoanalytischer Sicht*. Stuttgart: Thieme.

Schultz-Hencke, H. (1973 [1951]). *Lehrbuch der analytischen Psychotherapie* (2. Aufl.). Stuttgart: Thieme.

Schultz-Hencke, H. (1978 [1940]). *Der gehemmte Mensch* (4. Aufl.). Stuttgart: Thieme.

Schwartz, H. (1988). *Bulimia: Psychoanalytic Treatment and Theory*. Madison/Connecticut: International Universities Press.

Selvini-Palazzoli, M. (1982). *Magersucht*. Stuttgart: Klett-Cotta.

Senf, W. (1989). Psychoanalytische Betrachtungen zur Bulimie. In A. Kämmerer & B. Klingenspor (Hrsg.), *Bulimie – Zum Verständnis einer geschlechtsspezifischen Eßstörung* (S. 88–103). Stuttgart: Kohlhammer.

Sheehan, H.L. (1937). Postpartum necrosis of the anterior pituitary. *The Journal of Pathology and Bacteriology, 45*(2), 189–214.

Simmonds, M. (1914). Über Hypophysisschwund mit tödlichem Ausgang. *Deutsche Medizinische Wochenschrift, 40*(7), S. 322–323.

Spitzer, C., Rullkötter, N. & Dally, A. (2016). Stationäre Psychotherapie. *Nervenarzt, 87*(1), 99–110. doi: org/10.1007/s00115-015-0025-5

Steinhausen, H.C., Villumsen, M.D., Hørder, K., Winkler, L.A.-D., Bilenberg, N. & Støving, R.K. (2021). Comorbid mental disorders during long-term course in a nationwide cohort of patients with anorexia nervosa. *International Journal of Eating Disorders, 54*(9), 1608–1618. doi: doi.org/10.1002/eat.23570

Steins, G., Albrecht, M. & Stolzenburg, H. (2002). Bindung und Essstörungen: Die Bedeutung interner Arbeitsmodelle von Bindung für ein Verständnis von Anorexie und Bulimie. *Zeitschrift für Klinische Psychologie und Psychotherapie, 31*(4), 266–271.

Stierlin, H. (1970). *Familientherapie mit Adoleszenten im Lichte des Trennungsprozesses*. Stuttgart: Klett-Cotta.

Stunkard, A. (1997). Eating Disorders: The Last 25 Years. *Appetite, 29*(2), 181–190. doi:10.1006/appe.1997.0121

Sugarman, A. & Kurash, C. (1982). The body as a transitional object in bulimia. *International Journal of Eating Disorders, 1*, 57–67. doi: org/10.1002/1098-108X(198222)1:4<57::AID-EAT2260010405>3.0.CO;2-H

Swift, W.J. (1991). The Role of Interpretation of Transference and Resistance in the Psychotherapy of Eating Disorders. In C. Johnson (Hrsg.), *Psychodynamic Treatment of Anorexia Nervosa and Bulimia* (S. 51–67). New York: The Guilford Press.

Thomas, J. & Szmukler, G. (1985). Anorexia Nervosa in Patients of Afro-Caribbean Extraction. *British Journal of Psychiatry, 146*(6), 653–656.

Vandereycken, W. & Meermann, R. (1984). *Anorexia nervosa. A clinician's guide to treatment*. Berlin: De Gruyter.

Vandereycken, W., van Deth, R. & Meermann, R. (1992). *Hungerkünstler, Fastenwunder, Magersucht*. München: Deutscher Taschenbuch Verlag.

von Bergmann, G. (1934). Magerkeit und Magersucht. *Münchner Medizinische Wochenschrift, 75*(1), 37–38.

von Klitzing, K., Doehnert, M., Kroll, M. & Grube, M. (2015). Psychische Störungen in der frühen Kindheit. *Deutsches Ärzteblatt PP, 112*(6), 269–277.

Wachtel, P.L. (1997). *Psychoanalysis, Behavior Therapy and the Relational World.* Washington DC: American Psychological Association.

Wald, U. (2000). Was stimmt mit mir nicht? In W. Köpp & G.E. Jacoby (Hrsg.), *Beschädigte Weiblichkeit. Eßstörungen, Sexualität und sexueller Missbrauch* (2. Aufl., S. 41–52). Heidelberg: Asanger.

Walsh, B.T., Wilson, G.T., Loeb, K.L., Devlin, M.J., Pike, K.M., Roose, S.P., Fleiss, J. & Waternaux, C. (1997). Medication and psychotherapy in the treatment of bulimia nervosa. *American Journal of Psychiatry, 154*(4), 523–531. doi: 10.1176/ajp.154.4.523

Wilke, E. (2004). Katathym-imaginative Psychotherapie (KIP). In W. Herzog, D. Munz & H. Kächele (Hrsg.), *Essstörungen – Therapieführer und psychodynamische Behandlungskonzepte* (2., überarbeitete Aufl., S. 188–201). Stuttgart: Schattauer.

Wilps, R.F. (1990). Male bulimia nervosa: An autobiographical case study. In A.E. Anderson (Hrsg.), *Males with eating disorders* (S. 9–29). New York: Brunner & Mazel.

Winchester, E. & Collier, D. (2003). Genetic aetiology of eating disorders and obesity. In J. Treasure, U. Schmidt & E. van Furth (Hrsg.), *Handbook of eating disorders* (2. Aufl., S. 35–62). London: Wiley & Sons.

Winnicott, D.W. (2020). *Reifungsprozesse und fördernde Umwelt* (3. Aufl.). Gießen: Psychosozial-Verlag.

Wulff, M. (1932). Über einen interessanten oralen Symptomenkomplex und seine Beziehung zur Sucht. *Internationale Zeitschrift für Psychoanalyse, 18*(3), 281–302.

Yeomans, F.E., Clarkin, J.F. & Kernberg, O.F. (2017). *Übertragungsfokussierte Psychotherapie* für *Borderline-Patienten – Das Praxismanual* (2. Aufl.). Stuttgart: Schattauer.

Zeytinoglu, S., Calkins, S.D. & Leerkes, E.M. (2022). Autonomic profiles and self-regulation outcomes in early childhood. *Developmental Science, 25*(5). doi: 10.1111/desc.13215

Ziolko, H.U. & Schrader, H.C. (1985). Bulimie. *Fortschritte der Neurologie – Psychiatrie, 53*(7), 231–258. doi: 10.1055/s-2007-1001970

Ziolko, H.U. (1995). Bulimia: A historical outline. *International Journal of Eating Disorders, 20*(7), 345–358. doi: 10.1002/(SICI)1098-108X(199612)20:4<345:AID-EAT2>3.0.CO;2-N

Zipfel, S., Löwe, B. & Herzog, W. (2015). Verlauf und Prognose der Anorexia nervosa. In S. Herpertz, M. de Zwaan & S. Zipfel (Hrsg.), *Handbuch Essstörung und Adipositas* (2. Aufl., S. 51–68). Berlin: Springer.

Psychosozial-Verlag

Thomas Ettl

Die anorektische Logik

Psychodynamik, Genese und Behandlung der Magersucht

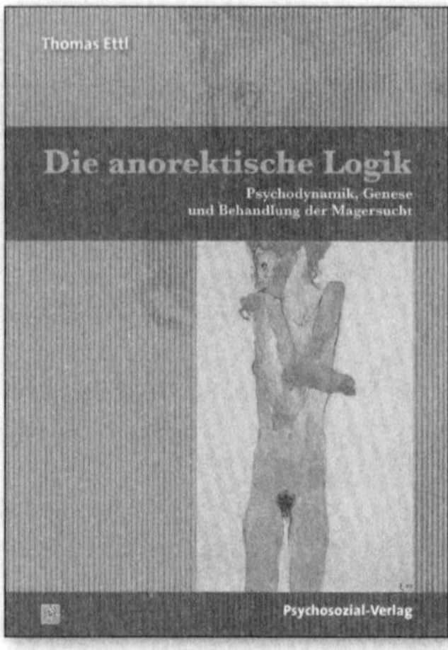

2021 · 352 Seiten · Broschur
ISBN 978-3-8379-3015-3

Ergreifende Einblicke in das Seelenleben Magersüchtiger

Anorexie gilt als rätselhafte, paradoxe Erkrankung. Für die Betroffenen ist es ebenso schwierig, mit ihr zu leben wie ohne sie. Wo liegt die Ursache dieser oftmals tödlich endenden Krankheit? Dieser Frage geht Thomas Ettl anhand von zwei Autobiografien nach. Die betroffenen Frauen erzählen von ihrem Weg in die Anorexie, schildern ihren und den Umgang der Bezugspersonen mit der Störung. Dabei wird unter anderem auch der Einfluss der Pro-Ana-Bewegung auf die Erkrankten sichtbar.

Ettl zeigt, dass der Anorexie eine bisher eher vernachlässigte oder in ihrer Bedeutung verkannte Ursache zugrunde liegen kann. Er beschreibt die Magersucht als eine Erkrankung an einer grenzüberschreitenden partikularen Moral der Bezugspersonen, die auf die Betroffenen von Kindheit an traumatisierend wirkt. In der Pubertät kommt es zur Identifikation mit diesem Aggressor, der fortan mit Zwang zur Askese und Perfektion gegen den eigenen Körper und das Selbst wütet.

Walltorstr. 10 · 35390 Gießen · Tel. 0641-969978-18 · Fax 0641-969978-19
bestellung@psychosozial-verlag.de · www.psychosozial-verlag.de